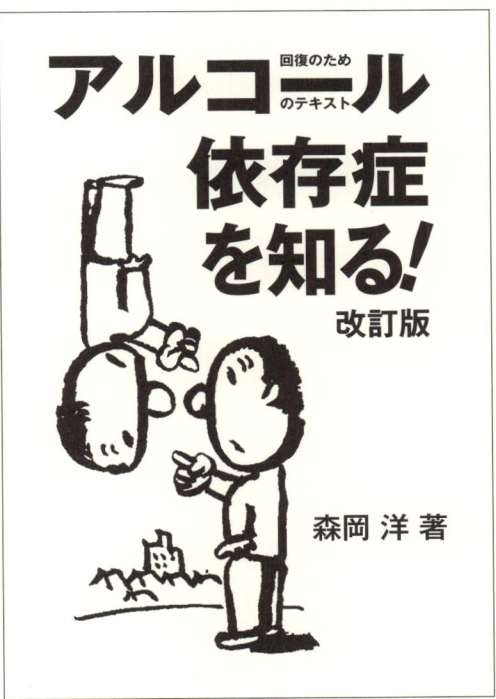

アルコール依存症を知る！

回復のためのテキスト

改訂版

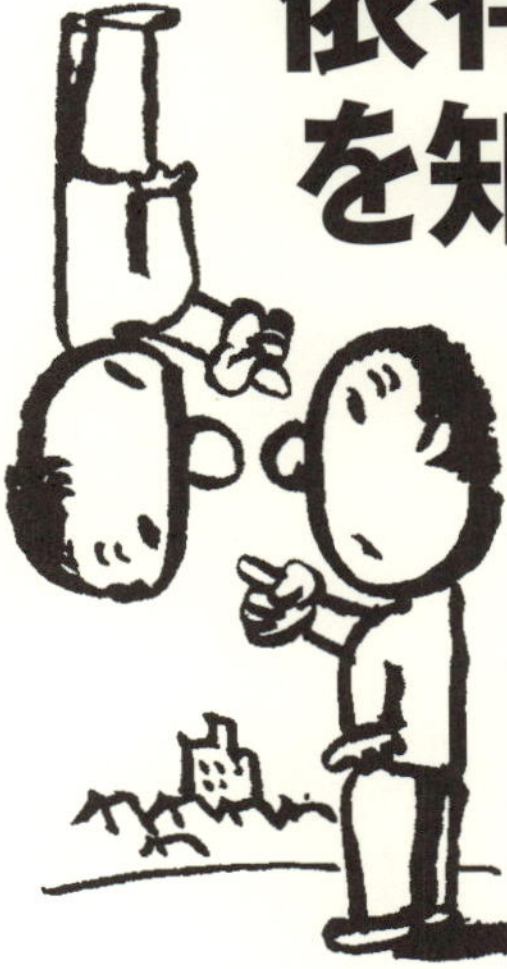

森岡 洋 著

ASK

まえがき

本書は、アルコール依存症についての学習会のテキストである。アルコール依存症とはどんな病気か、回復のために何をすべきかについて書いてある。専門家の講義のテキストとして使うこともできるし、患者さんたちが本書に基づいて体験を語り合うということもできる。また、通読すれば短時間の内にアルコール依存症とその回復についての知識が得られるであろう。テキストとはいっても、興味深く読めるように配慮したつもりである。時間つぶしの読み物としても、ある程度は使えるだろう。

第七章、第八章には、意欲や感情の問題について書いてある。背景には森田療法の理論がある。怒りや恨み、不安、もてあます欲求などを、これらの章をマスターすることによって克服していった人は多い。森田療法についてさらに詳しく知りたい人は、巻末の参考文献に当たっていただきたい。

アルコール依存症は、酩酊による問題ばかりでなく、健康を害し、家庭を破壊し、職を失い、社会人としての信用までなくす病気である。そのすさまじい破壊力の犠牲になって死んでいった人は多い。それだけに回復の喜びも大きい。生きることも死ぬこともできなくなったどん底の状態から回復し、落ち着いた生活を送っておられる人もまた多いのである。その人たちとの交流は、医療を必要としなくなってからでも長く続くことが多く、うれしい限りである。

アルコール依存症は治らないと思っている人は、いまだに数多い。正しい知識を持ち、徹底して治療に取り組めば、回復可能な病気である。アルコールを断って、前にも増して元気に暮らしている多くの人たちが、そのことを有力に証言している。

本書が、アルコール依存症で苦しんでいる人たちの、指針となり、力となり、慰めとなることを祈っている。

著者

● もくじ

イラスト・倉田 新

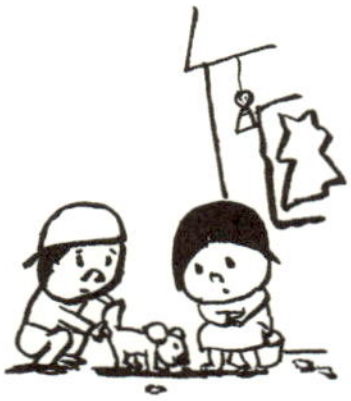

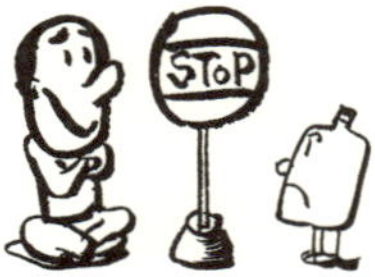
STOP

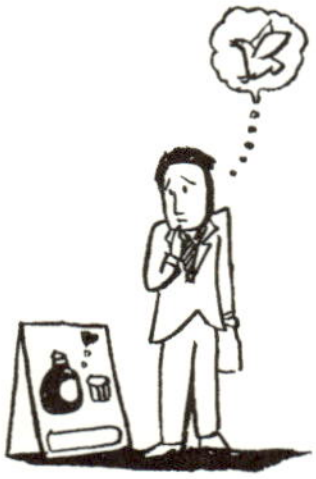

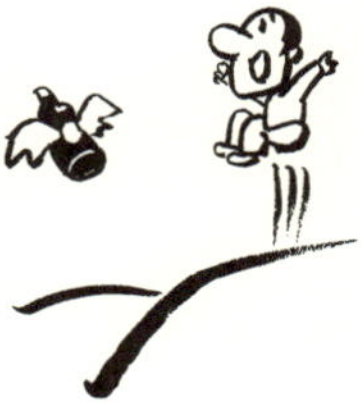

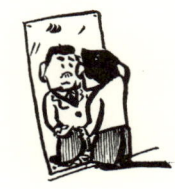

付録 132〜156

1
アルコール依存症とはどんな病気か？

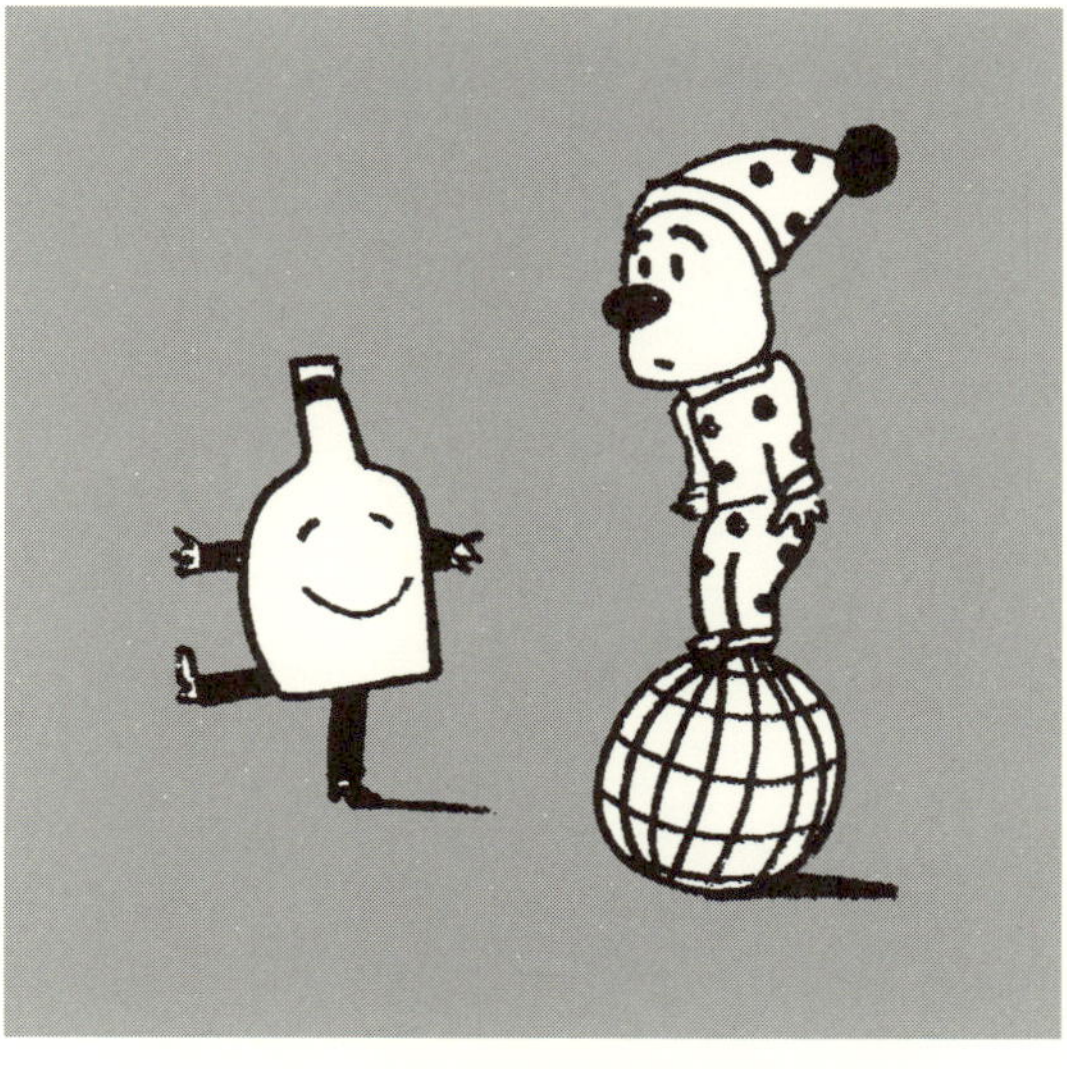

体験エッセイ――私の離脱症状

アルコール飲料を長期にわたって連用していると、だんだんと強くなって大量に飲まないと酔わなくなる。やがて酒による問題が出始め、歳とともにひどくなっていく。しかし、いつでも飲める酒がないと不安であったり、飲酒が悪いとわかっていても、飲まないで辛抱することができない。アルコールの量をひかえたい、やめたいと思っても自分ではどうすることもできず、飲み続けてしまう。

どうしてこうなるかというと、アルコールの持つ依存性によって、アルコール依存症が発病したためである。日本では二〇〇万人以上の人がこの病気にかかっていると推定されている。

この病気の主な特徴は、酒の飲み方に問題がでてくることと、アルコールが切れてきたときに起きる「離脱症状」である。

MEMO

1 酒の飲み方の変化

一口で言えば、アルコールをコントロールして飲むことができなくなった（コントロール障害）ということである。この病気になった人は少量でもアルコールを口にすると、ほどよい量で切り上げることができないで、やがて必ず酒による問題を起こしてしまう。つまり飲みながら正常な日常生活をすることは、もはやできなくなっている。これが正常な大量飲酒者とアルコール依存症者を区別する大切な点である。つぎの唄の文句がこのことをよく表している。

ちょいと一杯のつもりで飲んで　いつの間にやらはしご酒
気がつきゃホームの　ベンチでごろ寝
これじゃからだに　いいわけないよ
わかっちゃいるけど　やめられない（青島幸男　作詞）

ここではっきりと覚えておくべきことは、いったんコントロール障害を起こしてしまうと、一生治ることがないということである。酒を楽しみながら健康な生活をするという、普通の酒飲みにはもはや戻れないのである。

コントロール障害があるかないかは、その人のアルコールの飲み方をみれば容易に判断することができる。

チェックポイント

①飲酒の時間、場所、量などが、住んでいる社会の基準から外れてくる。昼間から飲む、職場で飲む、一日に日本酒にして五合以上を飲むなど。

②毎日ほとんど同じパターンの飲み方をする。初期から中期の人は、ほぼ同じ時間に同じ量のアルコールを毎日飲んでいる。さらに進むと連続飲酒発作が出現する。目を覚ますと酒を飲み、酔っぱらって寝てしまう、再び目を覚ますとまた飲むということを繰り返しながら、何日も飲み続ける。

MEMO

このときは、飲むことと酒を買いにいくこと以外のことはほとんど何もやらない。末期には、この連続飲酒発作と断酒を繰り返すような飲み方になる。

③今日は少量で切り上げようと決意して飲み始めるが、絶対にその通りに実行できない。また、何度も断酒を試みるがいつも失敗に終わってしまう。

④「これ以上飲んだら、いのちが危ない」「離婚する」「解雇する」などと言われてもなお、酒をやめることができない。

⑤ふるえ、発汗、吐き気、嘔吐、焦燥感などの離脱症状を予防したり、治したりするために飲酒する。このときは、強度のアルコールでも水を飲むよりも早く飲む。

⑥朝酒をする。

⑦いつでもアルコールを飲めるように準備している。夜中でも買える所を知っている。酒を隠しておく。残りのアルコールが少量になると、次を準備しないと落ちつかない。

⑧隠れ飲みをする。
⑨宴会に行くときはあらかじめ飲んで行く。また人が注いでくれるのを待てずに手酌で飲む。

2 アルコール離脱症状群の出現

アルコール離脱症状群とは体内のアルコールが減少しはじめると出てくる数々の症状で、そのまま断酒し続ければ、たいていは数日以内に楽になる。また飲酒によって体内のアルコールの量をあげることによっても消失するものが多い。

アルコール離脱症状群は、その出現の仕方によって、大きく二つの群に分けることができる。

❶早期離脱症状群

飲酒をやめて数時間すると出てくる症状で、そのまま断酒すれば数日のうちによくなる。飲酒によっても消失するが、

MEMO

この場合は飲んだアルコールが新たな離脱症状の原因になるという悪循環を繰り返すことになる。

症状としては、手や全身の**ふるえ、発汗**（特に寝汗）、**不眠、吐き気、嘔吐、血圧上昇、不整脈、焦燥感、集中力の低下、てんかん様けいれん発作**などがみられる。

「てんかん様けいれん発作」は、**アルコールてんかん**と呼ばれるもので、九〇パーセント以上が断酒後二日以内に起こる。発作の回数は一〜三回で、いわゆる大発作の形で起こる。治療は断酒を続けるのみでよく、抗けいれん剤を服用する必要はない。

❷後期離脱症状群

別名は、**振戦せん妄**である。お酒をやめて二〜三日目に生じ、たいていは三日以内くらいで消失するが、まれに三ヵ月ちかく続くことがある。主な症状は、**幻視、見当識障害、興**

奮である。

「幻視」とは、実際には見えるはずのないものが見えて、それを信じ込んでいる状態である。小さな動物が群れて見えることが多い。また幻聴を伴うこともある。「見当識障害」というのは、時間や場所、人物の見当がつかなくなることをいう。このような症状のために、不安や恐怖が強く、興奮して騒ぐ。このほか、発熱、発汗、振戦などの自律神経症状を伴うことが多い。

アルコール幻覚症はアルコール離脱期に起こることが多いが、飲酒中に出現することもある。幻覚は、主に、人の声の幻聴である。その内容の多くは、脅迫的、命令的である。恐怖のため遠くまで逃げたり、命令に従って行動することがある。普通は数週間以内に消失するが、時に長引くことがある。

離脱症状とはいえない。

MEMO

問題を起こさず飲酒することができず、アルコールが切れてくると何らかの離脱症状が出てくる人は、アルコールに対するコントロール障害を起こしているのである。上記の症状の全部がそろう必要はない。当てはまらない部分がたくさんあるので「私はアルコール依存症ではない」とは言えない。自分と違うところをさがして安心するのではなく、当てはまる部分を見つけて断酒を決意すべきである。

3 アルコール依存症の経過

発病年齢や経過は人によってさまざまである。

この病気は治療しないで放置しておくと、あとで述べる体の病気や、社会的な問題を併発しながら、長い時間をかけてゆっくりと進行していき、必ず死に至る。入院中の人をみると、三十歳前後で発病し、三十代はアルコールが原因の体の病気で内科をよく訪れ、四十代になって精神科に入院するようになり、五十を過ぎて死んでしまうという経過をたどる人が最も多いようである。アルコール依存症者の平均年齢は、約五十二歳であったという報告もある。長期にわたる大量の飲酒のために、健康をそこない、家庭を壊し、やがては仕事をなくし、財産を失い、持っていたものはすべてなくして、死んでいくのである。

しかし、断酒を続けていけば、健康な一生をまっとうすることが可能である。

MEMO

まとめ・1

いったんアルコール依存症になった人は、二度と「普通の酒飲み」には戻れないこと、健康な生活をしたいと思えば、一滴でもアルコールを口にいれてはいけないことを、しっかりと覚えておいていただきたい。次のように考えている人は、まだ自分がアルコール依存症であることを認めていないのである。

①今までは飲み過ぎたのが悪かった。二合以上は絶対に飲まないようにしよう。

②週末の晩だけ飲むことにしよう。

③強いアルコールに手を出すとよくないので、ビールだけ飲むこと

にしよう。

④意志さえしっかりしていれば、飲んでも問題は起こさないだろう。

⑤もう三年もやめたのだから飲めるような体になったかもしれない。

⑥ちょっとくらい飲んでも、酒を切って病院に帰ればわからないだろう。

⑦やめようと思えばいつでもやめられるので、アルコール依存症ではない。

体験エッセイ

私の離脱症状

私は三十八歳、一回だけの精神科入院で酒をやめて三年になる。

高校時代からぼつぼつと興味本位に飲み始めた。卒業してから建設会社に勤めたが、同僚に誘われて酒に親しむ機会が多くなった。二十三歳頃には毎日、日本酒三～四合の晩酌をするようになっていた。二十六歳の時に仲間と飲みに行ってわけがわからなくなり、気がついたときにはアパートで布団も掛けないで寝ていた。背広と腕時計をなくしていたが、どこでどうなったのかさっぱり覚えていない。それ以来ちょくちょく酔ったときの記憶がなくなるようになった。酒量も毎日五～六合は飲むようになっていたし、多いときには軽く一升を越えていたと思う。

その頃からひどく寝汗をかくようになり、夜中にぐっしょりと濡れた下着を取り替えることがあった。朝は胃の辺りがむかむかして何とも言えない厭な気持ちで目覚めることが多くなった。一杯飲むと心身ともにすっきりとして、仕事に行く元気も出た。そのため朝の一杯が日課となった。まもなく仕事中に手がふるえて書類が書きにくくなってきた。ひどく恥ずかしく、できるだけ人前で書くのを避けていた。神経の病気ではないかと人知れず悩んでいたあるとき、昼休みに外に食事に出て日本酒一合を飲んだ。そうしたらふるえがとれて、すらすらと書類が書けた。こうして自分の手のふるえには酒がよく効くことに気がついた。それればかりではなく、いらいらして仕事も手につかないようなときでも、一杯飲むと気持ちがしゃきっとして仕事の効率も上がるのだった。自分には酒は欠かせないと思い、職場にポケットウイスキーやワンカップを置くようになった。また、飲まない日をつくったほうがよいと聞いて、今日は止めておこうと思う日もあったが、飲まないと全く眠れないので結局は飲んで寝るのだった。

ひどい幻覚に襲われたのは、三十五歳の夏である。この頃はもういったん酒が入ると一〇日くらいは飲み続けて、仕事にも行けないようになっていた。肝臓と胃潰瘍で三回目の内科入院をした二日目の夕方だった。手のふるえや寝汗がひどく、夜はほとんど一睡もできずいらいらしていた。とうとう我慢できなくなって、看護室が手薄になるのを待って、病院を抜け出して町に飲みに出た。夕暮れの路地を歩いていると、いつの間にか海水浴場に来てしまい、大勢の人が気持ちよさそうに泳いでいるのが見えた。その全員が自分の名前を呼んで、泳いでいけと手招きしていた。すぐに裸になって、いい心持ちで水につかっていたところ、「あいつだ、あいつだ」とどなる声がして、真っ黒い人間が何人も何人も自分に向かって来た。とっさに殺されると思い、沖のほうへと必死で泳いだが相手はずんずん数を増して追って来た。もうだめだと思ったとき、サイレンのなる音がして警察に連れて行かれた。そこからアルコール専門病院を紹介された。

後で学んだことだが、あれが振戦せん妄だったのである。大勢の見ている前で裸になって、逃げ回っていたのかと思うと顔から火の出るほど恥ずかしい気になるが、もうどうしようもない後の祭りである。

2

アルコールがひきおこす身体の病気

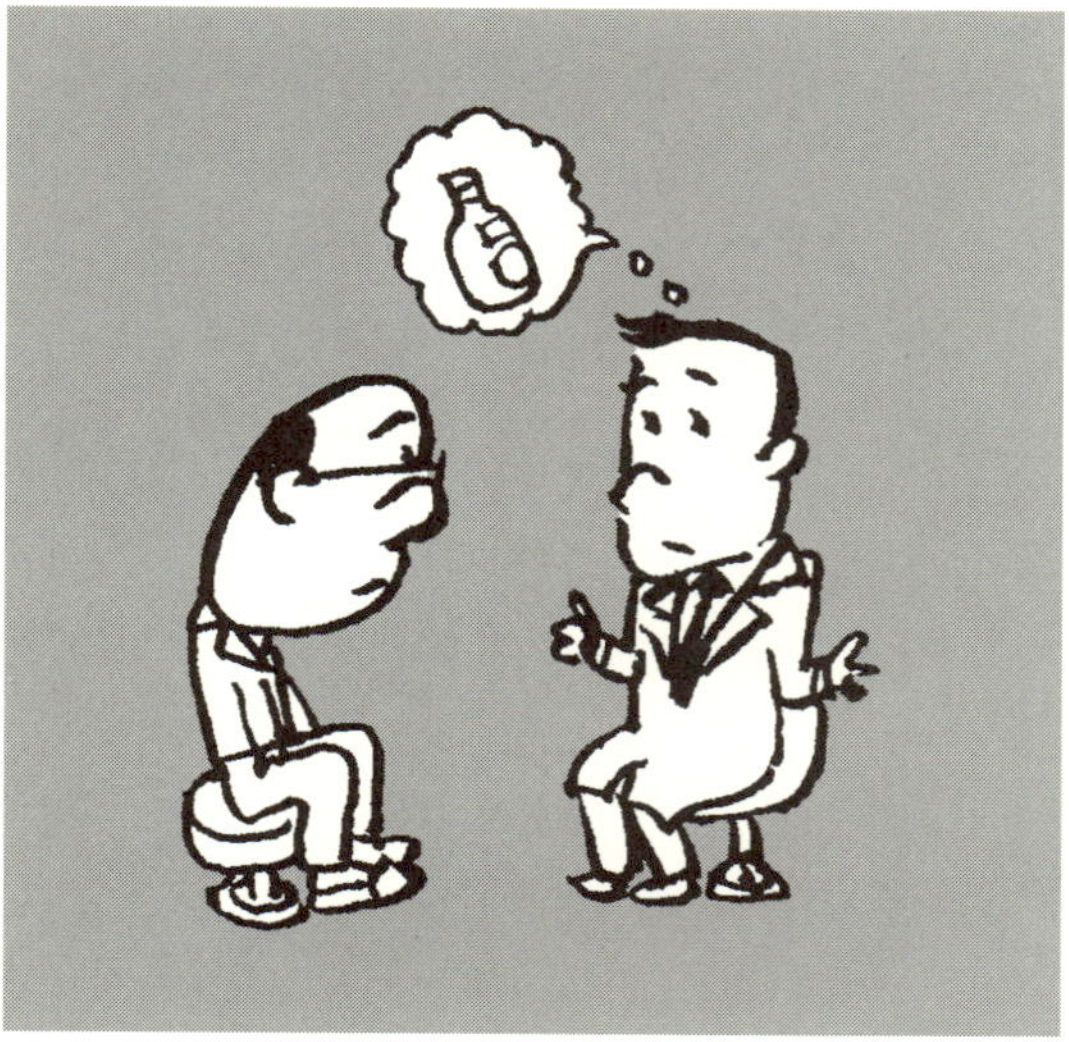

体験エッセイ——三途の川

長期にわたって大量に飲酒していると、それがもとで、さまざまな体の病気を併発する。

身体障害を起こす原因は、二つある。ひとつは、アルコールの臓器毒性であり、もうひとつは栄養障害である。

大量のアルコールは、全身の臓器を痛めつける。

また、アルコール依存症になると、食事も取らないで飲みつづけることが多く、栄養の摂取が十分でなくなる。たとえ十分な食事をしていたとしても、多量のアルコールのために吸収不良を起こすことが多い。これらのことから、栄養が不足しやすいのである。

以下、アルコール依存症が原因で起こる身体疾患について述べてみたい。

1 肝障害

アルコールによる肝障害は、**脂肪肝**、**アルコール肝炎**、**肝**

MEMO

硬変というふうに悪化していく。

「脂肪肝」は、肝細胞内に脂肪がたまり、肝臓が腫大している状態で、断酒することによってよく治る。「アルコール肝炎」は、肝細胞が変性、壊死を起こし、肝腫大、黄疸、食欲不振、悪心、嘔吐、全身倦怠感などが生じ、時には死亡することがある。

「肝硬変」は肝障害の終着駅と言われている疾患である。肝細胞の広汎な壊死が起こり、その代わりに肝臓としての働きをしない結合組織の増生がみられる。肝臓ははじめ腫大し、後には萎縮する。黄疸、脾腫、手掌紅斑、クモ状血管腫、食道静脈瘤、女性様乳房、腹水、浮腫、肝性昏睡など重篤な症状を示し、死亡率の高い病気である。

2 アルコールすい炎

強烈な上腹部痛や背部痛が特徴である。この痛みには鎮痛

MEMO

剤が効かないことが多い。すい臓は萎縮し、拡張したすい管内には、すい石がみられる。糖尿病の原因となる。

3 胃腸障害

①急性胃粘膜病変 アルコールの過飲により、胃粘膜に浮腫、びらん、出血を生じ、上腹部痛、吐き気、嘔吐、吐血を起こす。断酒によって数日のうちによくなる。

②胃・十二指腸かいよう かいようの発生にアルコールが関与するかどうかはわかっていない。だが大量のアルコールはかいようの治療に悪影響を及ぼすことは明らかである。食後や空腹時の腹痛、かいよう部位からの出血がみられる。ひどくなると穴があくことがある。

③マロリー・ワイス症候群 食道下部から胃上部の粘膜に裂創が生じ、大量の吐血をする。大量飲酒の後、吐き気、嘔吐を繰り返して起こすことが多い。

④吸収不良症候群　アルコール過飲者はたとえ十分な食事をしていたとしても、腸管からの吸収不良や下痢などによって、ビタミン不足をはじめとする栄養障害に陥りやすい。

4 アルコール心筋症

長期大量飲酒によって、心臓が肥大して、不整脈、体動時の呼吸困難や動悸、夜間の突発性呼吸困難等がみられる。断酒によって急速によくなるが、末期になると断酒しても回復しない。

5 アルコール・ミオパチー

主として、手足の筋肉がやられる。大量のアルコール摂取後、急激に骨格筋の筋痛、脱力、浮腫、壊死を生じる急性型と、徐々に体幹に近い筋肉の萎縮と脱力が起こってくる慢性型がある。

MEMO

6 脳神経障害

①ウェルニッケ脳症　ビタミンB_1の欠乏で起こる。急性の経過をとる。意識障害、歩行障害、波打って見えたり二重に見えたりなどの視覚障害、眼球運動障害などが起こる。症状は出そろわないことが多い。二割近くが死亡するといわれている。

②コルサコフ症候群　ウェルニッケ脳症の後に起こることが多いが、そうでないこともある。記銘力が悪く、新しいことが覚えられなくなる。覚えていないことを聞かれると、作り話をして答えることが多い。また、過去の記憶も失われることが多い。場所、時間、人物などが分からなくなる。

③アルコール小脳変性症　小脳虫部のプルキンエ細胞などの神経細胞が脱落する。歩行障害で始まることが多く、眼振、筋緊張低下、言語障害、振戦などが認められる。

④中心性橋髄鞘融解　橋中心部に脱髄がみられる。四肢麻痺、仮性球麻痺、意識障害などが見られ、死亡することも多い。
⑤多発神経炎　四肢末端から始まる左右対称性の知覚鈍麻、痛み、しびれ感等が認められ、進行すると運動障害を伴うようになる。

7 ペラグラ

ビタミンの一種であるニコチン酸の欠乏によって起こる。日光にさらされる部位の対称性の皮膚炎、せん妄を中心とする精神症状、下痢などが主な症状である。治療が遅れると死亡する場合がある。

8 中毒性弱視

徐々に視力が低下して、検査すると視野中心部に見えないところがあるのに気づく。断酒、栄養摂取によって改善する。

MEMO

老眼や近視で眼鏡をつくるときには、この状態がよくなってからにした方がよい。

9 胎児性アルコール症候群

妊娠中に大量のアルコールを飲用していた母親から、特異的な顔貌、心臓その他の臓器の奇形、発育障害、知能障害などの中枢神経障害を持った子供が生まれることが知られている。また、アルコール依存症の母親の出産では、死産の率が高い。

10 糖尿病

インスリンを産生しているすい臓が、アルコールによって侵され、インスリン不足になることによって起こる。検査では、高血糖と尿糖がみられ、口渇、多飲、多尿、空腹感、体重減少等の症状が出る。コントロールが悪いと多くの合併症を生じやすくなる。重症になると、毎日、インスリンの注射が必要となる。

11 癌

アルコールを多飲する人には、口から食道にかけての癌、肝臓癌が多いと言われている。乳癌や大腸癌の危険もある。

12 外傷

酩酊したときの事故、転倒、転落などにより、けがをしやすい。骨折や頭部外傷もみられる。また、アルコールてんかんでも、発作時に外傷を起こすことがある。

13 その他

以上のほか、アルコールが原因の疾患として、貧血、大腿骨骨頭壊死、低血糖、高尿酸血症等が知られている。

MEMO

まとめ・2

以上あげた病気はすべて、アルコールの飲み過ぎが原因で起こるものである。だからこれらの病気をよくするには、そのもとになっているアルコール依存症を治すことが大切である。身体の病気に目を奪われて、断酒することが二の次にならないように気をつけよう。

体験エッセイ

三途の川

五回目の内科病院入院の時だ。肝硬変にかかっているし、胃にはかいようが二つもあると医者はいう。確かに胃が痛むことはあったが、今はなんでもないし食欲だってある。体の調子もそんなに悪いとは思わない。こんなところでごろごろしていてもしょうがないと思って一週間ばかりして退院することにした。女房には体の具合も良くなった、早く仕事に行きたいから迎えに来いと電話をした。医者はかいようから吐血する恐れもあるし、肝臓もひどく悪いので仕事はとても無理だと言っていた。

退院の日にビールを三本飲み、翌日から仕事に行くことにした。車を運転して職場に向かう途中、突然胃の辺りがむかむかしてきたかと思うと、吐き気がして大量の生温かいものを吐いた。血だなと思った途端に前が見えなくなった。ドーンという大きな音を聞いたが、あとは意識を無くして何もわからなくなった。

道のあちこちに刀や槍が突き出ているのに注意しながら、険しい山を登りつめると、峠に出た。見下ろすと大きな川がゆったりと流れている。川向うは、霧がかかってよく見えない。あれが噂に聞いた三途の川らしい。山を降りてしばらく行くと川岸に出た。水は澄みわたって鮎がたくさん泳いでいる。向う岸には大きな蓮の花がいくつも咲いている。そのうえに白い衣を着た天女がいて、早くこっちにいらっしゃいというような手招きをしていた。あれが極楽だな、俺は地獄に落ちなくてすんだのだと思うと、心の底からうれしくなった。

ふと見ると、川岸に背丈くらいの長さの桧の丸太が置いてある。その頭には蓮の花の彫刻がしてあった。これに乗って行けばいいのだと直感して、早速丸太にまたがって両手で漕ぎ出した。川の流れはほとんどない。丸太はどんどん進む。中ほどまで来ると極楽の方からいい匂いがしてきた。すると、丸太がくるりと回って、もろに川に投げ出されてしまった。やっとの思いで丸太のうえに上がると、またくるりと回る。またはい上がって漕ぎ出そうとすると、丸太が回って川に落ちる。何回やっても同じことだ。そのうちしたたか水を飲んだ。そして川底に向かって強い力で足を引っ張られはじめた。どんなにもがいても水面に出られない。すごく息苦しくなって、ここで一生を終わるのかと観念した途端に目が覚めた。

外科病棟のベッドの上だった。

3
家庭や社会への影響

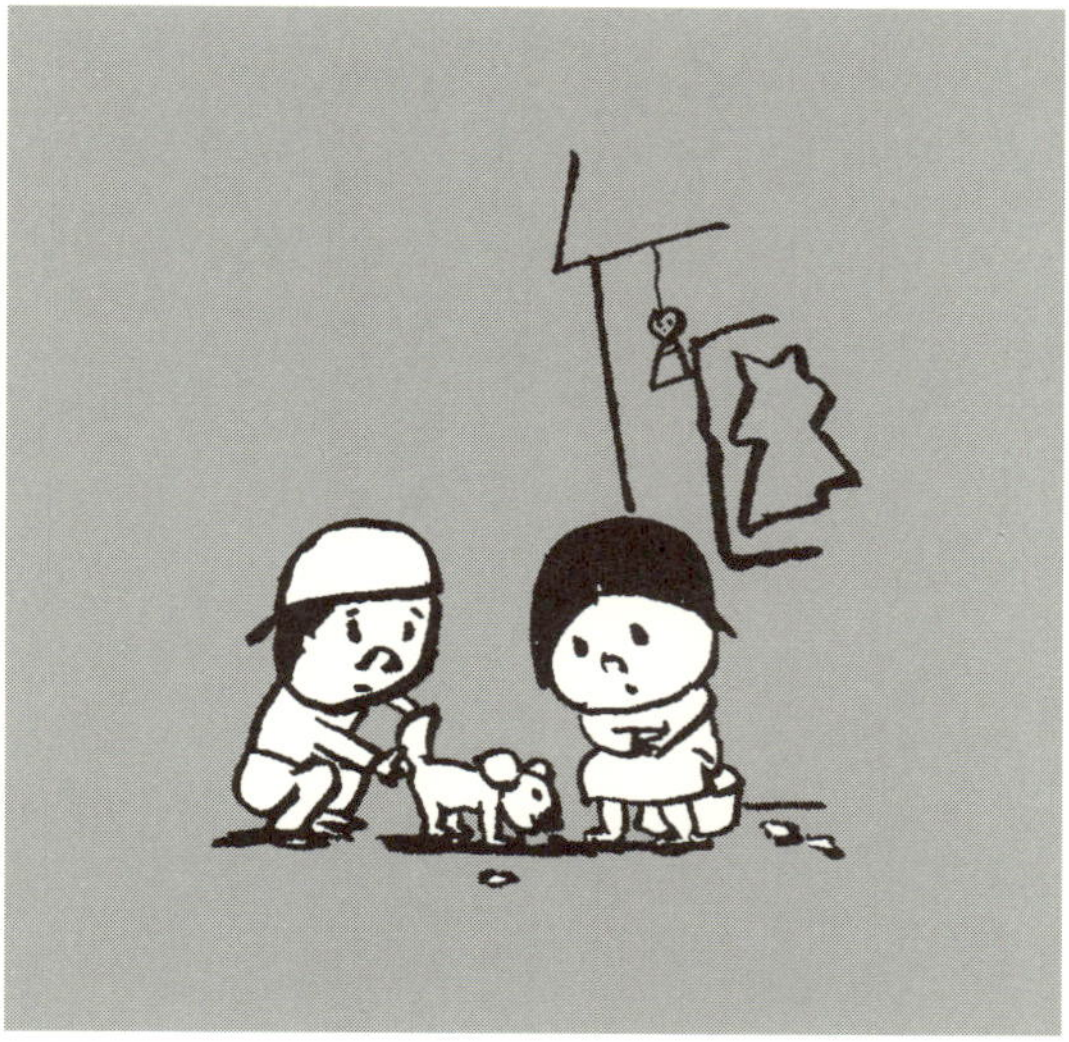

体験エッセイ——夜の寒さ

一人のアルコール依存症者のまわりには、数人の酒を飲まない病人が出るといわれている。人間関係を破壊しながら、進行して行くのが、この病気の特徴である。その原因の一つは、アルコール依存症者の飲酒中心的な考え方や、行動にある。いったんアルコールが入ると、次の酒を飲むことしか考えられず、周囲の人のことまでは、頭が回らない。そのため自分の飲酒欲求にのみ奉仕する自己中心的な人間のように見えてしまう。

まわりの人の病気に対する無理解も人間関係を悪くする原因である。病気のためにアルコールをコントロールして飲むことができなくなっていることに気がつかず、アルコール依存症者を意志が弱く、道徳的に欠陥のある酒好きな人間として、非難したり軽蔑したりするのである。

MEMO

1 こわれていく家庭

家庭の大切な機能は、二つあるといわれている。**家族に心身の休息を与えること**と、**次の世代を担う子供を社会人として育てること**である。アルコール依存症の家庭ではこの二つを中心にして、あらゆる機能が損なわれてくる。そして、行き着く先は、離婚、家庭崩壊である。以下、アルコール依存症の夫、その妻、子供のいる家庭を例にとって、どんな問題が生じるかを考えてみたい。

❶経済的困窮

飲酒のために多額のお金を使う、失職などで収入の道が閉ざされるといったことのために、一家の主がアルコール依存症になると経済的に苦労することが多い。患者さんと、飲酒によってどれくらい損をしたかを大ざっぱに計算してみると、

MEMO

皆、数千万円の単位になる。生活苦や借金の問題など、苦労は絶えない。サラ金に多額の借金をして首が回らなくなったという話もよく聞くことである。この病気を放置していると、家や財産など金目のものはすべて酒に変わってしまう。

❷役割の移動

父親がアルコール依存症である場合、父親として、夫として、一家の経済的支え手としての役割を果たすことが出来なくなり、その代わりを妻や、年長の子供が担うようになる。妻の場合、父親の役目も負い、経済的にも一家を支えねばならないので、しっかり者になることが多い。子供がアルバイトをしたり、進学をあきらめたりすることも珍しくない。

❸休息のない家庭

家族に心身の休息を与えるという家庭の大事な機能にも大

きな問題が生じ、家に帰ってホッとできなくなってしまう。家に近づくにつれて、足が重くなったり、胃が痛くなったりする妻は多い。子供も学校からすぐに家に帰ってくるのをいやがり、公園で遊んできたりする。アルコール依存症者でさえも、飲んでいる場合は家に帰りづらく、何日も泊まり歩くことがある。

酔っぱらったときの暴力に備えて、いつでも逃げられるようにと、何年もの間普段着のまま床についたという家族の例もよくある。家の中で安心して眠ることすらできなくなっているのである。

❹暴言、暴力

家族はアルコール依存症者をいなくてもいい人間、死んで欲しい人間あるいは殺してやりたい人としてみるようになる。アルコール依存症者はそれに対して、ひどく腹を立てる。そ

MEMO

のため、お互いの存在価値を認めないような暴言が飛び交ったり、暴力が絶えなくなったりする。アルコール依存症者が酔った時に家族に対して暴言を吐いたり、暴力を振るうことが多い。肋骨が折れたとか、鼓膜が破れたとかいう話は、よく聞くことである。父親にけとばされて、腎臓が破裂した小学生の女の子もいた。

逆に、こらえかねた家族がアルコール依存症者に対して、暴力をふるったり、時には殺人に及び、新聞などで報道されることもある。

家庭の中は心身の休息どころか、危険がいっぱいなのである。

❺子供の苦しみ

「子供を社会人として育てる」という大切な機能にもいろいろな問題がでてくる。アルコール依存症の家庭では、両親とも子供に対して首尾一貫した態度がとれないことが多い。父親は、酔っている時と素面《しらふ》の時とでは、言うこともやることもまったく違う。母親は飲酒問題の絶えない夫に対する怒りを子供に向けて、特に理由もなく叱ったりする。後でそれを反省して、不自然にほうびをやったりかわいがったりする。そうすると、子供は両親から何を期待されているのかわからなくなり、混乱するのである。

また、子供は両親から正しい愛情をかけられない。父親は子供よりもアルコールが大切であるように見える。母親は飲酒を監視することと、一家の生活を守ることで疲れ果てて、子供に愛情を注ぐゆとりさえも奪われる。そして、子供は両親にとって自分はどうでもいい存在なのだと感じるようになる。

子供が健康に育っていくためには、子供同士の付き合いも非常に大切であるが、アルコール依存症の家庭に育った子供

MEMO

は、友人をつくるのが困難になる。友だちを家に連れてきても酔った父親のために恥ずかしい思いをすることが多いので、だんだんと友だちづきあいから遠ざかっていくのである。

このようにして子供は、感情的不安定、親に対する恨み、成績の低下、登校拒否、家庭内暴力、神経症などさまざまな問題を起こすことが多い。とは言っても、アルコール問題のない家庭の子供に比較して、やや多い程度である。

❻家族の問題

家族は、自分にはどこも問題がない、悪いのは酒害者であると考えているが、実はそうではない。正しい知識を持たないままでこの病気に巻き込まれたのが原因で、他から援助を受けなければ立ち直れないほどの大きな問題を持っているのである。

まず、アルコール依存症についての知識がないから、アルコール依存症者を病人としてみることができない。真面目にやれば、問題を起こさないでやれる人だと考えてしまうので、問題飲酒を繰り返すことに我慢ができず、がみがみ言ったり説教したり非難したりする。病気を治すという観点に立った正しい対応はまったくできない。

そのためちっともよくならないアルコール依存症者に対して、怒りや恨みをいだく。この人のおかげで自分の一生はめちゃくちゃになったという被害者意識も強い。年月が経つにつれて、飲酒問題は絶対によくならないという絶望感が生じ、早く死んでくれないだろうか、できれば殺してやりたいという、アルコール依存症者の存在を認めない気持ちも出てくる。こういうことで夫婦の会話もなくなる。性生活もうまくいかなくなり、夫にさわられただけでも鳥肌だったり、夫の入った風呂には絶対に入れなかったりもする。さらに、世間体の悪い思いをしたり、将来の生活に対する不安や暴力への恐怖

MEMO

などもあり、感情の安定を失ってしまう。

そうして日常生活がうまく行かなくなり、妻として母親として主婦としての役割を十分に果たすことができなくなる。また、精神的な不安定が原因で体の病気を起こすこともある(心身症)。

2 失われていく社会的信用

家庭ばかりでなく、職場や近所などの人間関係にも大きな支障が生じる。生活の場も安く暮らせるところへと移っていく(社会的下方移動)。家族や仕事があった人でも、ドヤ街で一人寂しく死ぬこともある。

❶職場での問題

アルコール依存症が進行すると、職場にいるときは離脱症状が出ていたり、飲酒していたりする。そのため初歩的なミスが多くなる。飲み過ぎが原因で遅刻や欠勤が目だつようになる。連続飲酒発作が出てきたり、アルコールが原因の病気や事故で入院したりするようになると、長期に欠勤せざるをえない。こうして上司から注意を受けることがたびかさなり、ついには職を失ってしまう人もいる。

新しい仕事についても飲酒問題のため決して長続きせず、転々と職を変え、そのたびに労働条件は悪くなっていく。最終的には、働くことができなくなる。

❷警察問題

泥酔、酔っ払った時の暴力、飲酒運転や交通事故などで、警察の厄介になることがよくある。道徳観念も麻痺してきて、飲み逃げ、わいせつ、詐欺、盗みなどの犯罪で捕まることもある。

MEMO

❸友人の変化

酩酊時に問題を繰り返すようになると、健康な飲み友だちは遠ざかり、飲み仲間といえば自分と同じような問題飲酒者のみとなる。病気が進行するにつれて、内科医、精神科医、警察官、職安の職員、福祉事務所の職員、裁判官、看守らの世話になる回数も増えていく。

❹近所づきあい

近所では、いわゆる「アル中」として有名になっていることが多く、一家の主人として尊重してもらえなくなっている。近所の人も大事な話は妻や年長の子供のところへ持っていき、近所づきあいからも疎外される。

まとめ・3

アルコール依存症は家族全体を冒していく病気である。飲んでいる人だけを治療すればよいという問題ではない。自分のアルコール依存症のために、家族のひとりひとりがどれだけ苦しんできたかを、具体的な事実をあげて考えてみよう。

自分に対する家族の恨みや怒りに直接反応して、腹を立てないようにしよう。それらはアルコール依存症に巻き込まれた家族の病気の症状であり、そうなるよりほかに仕方がなかったことをよく理解すべきである。

夜の寒さ

私の父はアルコール依存症で、二十年前、私が中学三年の時に亡くなりました。

あれは中学二年の時でした。そのころ父は毎晩のように酒を飲んでは暴れていました。だから私たちは寝巻を着て寝ることなど少なかったのです。その日、父は昼間からかなり酒を飲んでいたようです。私が学校から帰ってきたときは、すっかり酔ってひどく不機嫌で、祖父や近所の人の悪口を言っては、「そうだろうが」と言って母に相づちを求めていました。母が夕食の支度があるからと台所に行こうとすると、「おまえまで俺をのけ者にするのか」と言ってひどく怒るのです。そんなことを何回か繰り返した後、とうとう父は母に対して殴りかかりました。それまで、むらむらとする怒りをこらえて見ていた私は、とうとう我慢ができなくなり、「この野郎、いい加減にしないか！」と、後ろから父の首を捕まえて思いきり引きずり倒しました。

しばらくして起き上がった父は、恐ろしい顔つきをしていました。「そんなに俺を殺したいか、こっちにも覚悟があるぞ」と言って、猟銃のしまってあるロッカーの鍵をガチャガチャと開けようとしました。もちろん鍵は母が隠していたので、どうすることもできません。今夜は恐ろしいことになるかも知れないと直感した私たちは、表で遊んでいた妹を母の自転車に乗せ、八キロ離れた叔母の家に向かって田舎道を歩いたのです。私たちがいない間に、教科書やノートを父がめちゃくちゃにするのではないか、それぱかりが心配でした。

叔母の家についたのは九時過ぎでした。そこでどんな話をしたのか今はよく覚えていませんが、ただ重苦しい空気の中でじっと座っていたような気がします。十二時過ぎに明日の仕事があるからといって、家に帰ることになりました。外に出ると冬の夜で、空一面の星が何も言わずに瞬いていました。妹が眠りこけて自転車の荷台から落ちないように気を配りつつ、寒さで足先が痛くなるのを我慢しながら、私たちは黙々と歩きました。帰ってから父が大暴れしたらどうしよう、口には出せませんでしたが、母も私もその不安で胸が一杯だったのです。

家に着くと、狭い庭が青い月の光に照らされ、どこから迷い込んだのか、新聞紙の大きな切れ端が冬の風に舞ってかさかさと乾いた音を立てていました。襲いかかる不安を押しやるように玄関を入ると、茶の間で父は座っていました。私たちを見ても何も言わずに座っていました。その父の姿にほっとして、とたんに眠気が襲ってきました。その夜は朝までぐっすりと眠ることができたのです。

父はそれから数ヵ月後に、大酒を飲んでよろめく足で道路に飛び出し、トラックにはねられ帰らぬ人となりました。

それからも経済的には苦しい生活が続き、やっとの思いで高校を出してもらった私は、先生の勧める進学をあきらめて今の会社に就職したのです。大学出の多い中で、いくら一生懸命やっても報われない思いが強く、そのたびに父を恨みました。

先日、ふとしたことからアルコール依存症についての本を読み、「父も病気だったのだ。苦しい思いをしていたのだ」ということがよくわかりました。小さいときは、よく散歩に連れて行ってくれたやさしい父でした。父は死ぬまで、心の奥底ではやさしい父であり続けたのだと思います。

今、私は転職しようとしています。新しい人生の出発に当たって、アルコール依存症について知り、父を受け入れることができて、私は幸運でした。最高の贈物をもらった気分です。

4
抗酒剤の効果

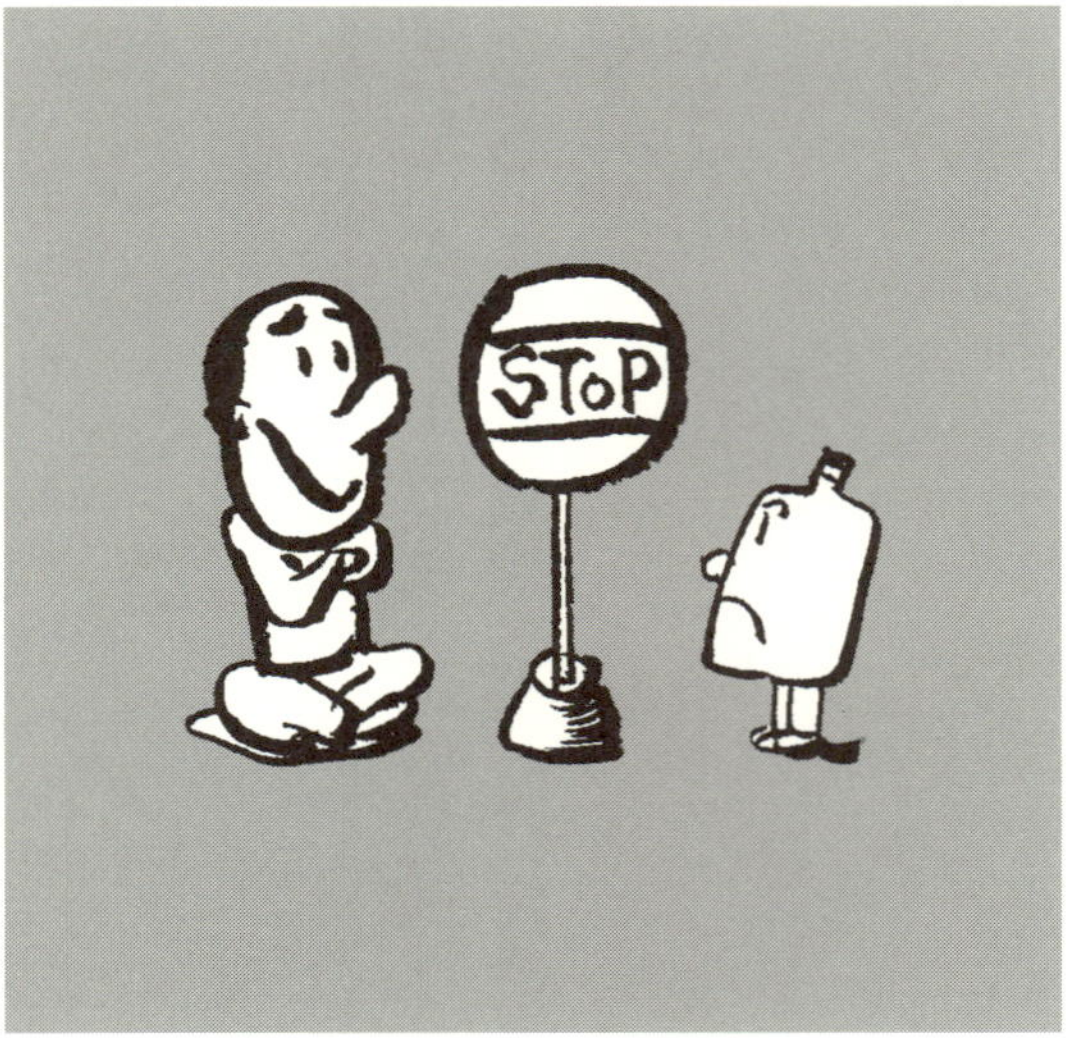

体験エッセイ――シアナマイドの思い出

アルコール依存症の治療によく使われる薬に、シアナマイド（一般名シアナミド）やノックビン（一般名ジスルフィラム）などの抗酒剤がある。この薬は酒が嫌いになる薬のように勘違いされたり、ひどい副作用があると毛嫌いされることもあり、あまり正しく理解されているとはいえない。抗酒剤とはどんな効果のある薬であろうか。

❶アルコールの代謝

抗酒剤の作用を正しく理解するためには、まず体内でアルコールがどのように分解されるかを知らねばならない。

口から摂取されたアルコールは九〇パーセント以上が胃や腸から吸収され、その八〇パーセントは肝臓で分解される。その経路は次の通りである。

体内に入ったアルコールは酸化されて**アセトアルデヒド**になる。これには三つの酵素反応機構が働いている。アルコー

MEMO

ル脱水素酵素、カタラーゼ、ミクロソームにあるエタノール酸化系（ＭＥＯＳ）である。この中で主たる働きをするのは**アルコール脱水素酵素**である。

アセトアルデヒドは毒性の強い物質で、顔面紅潮、悪心、嘔吐、心悸昂進などの原因になるといわれている。これは**アセトアルデヒド脱水素酵素**の働きでさらに酸化されて**酢酸**になる。ここまでは肝臓で行なわれる。

酢酸は各組織に運ばれて**炭酸ガス**と**水**にまで分解される。このとき、一グラムのアルコールは七カロリーのエネルギーを発生する。日本酒一升では、約一七〇〇カロリーである。

アルコールの分解速度は、体重一キロあたり一時間に〇・一グラムである。五％ビール五〇〇ccには、約二〇グラムのアルコールが入っている。これが体内からなくなるには、体重七〇キロの人で三時間、五〇キロだと四時間かかる。

MEMO

❷抗酒剤の作用

現在、二種類の抗酒剤がある。無色透明の液体の**シアナマイド**と、黄白色の粉末の**ノックビン**である。

どちらも、アセトアルデヒド脱水素酵素の働きをブロックする。そのため飲酒によってアセトアルデヒドの血中濃度が上昇し、不快な症状を起こす。顔から全身が紅潮し、心臓はあおるようにどきどきする。血圧が下がり、立ちくらみがしやすくなる。胸が圧迫されるように感じ、呼吸も困難となる。胃はむかむかし、嘔吐することも多い。頭痛やめまいも起こる。目が見えにくくなることもある。ひどいと失神したり、けいれんを起こしたりする。ノックビンではさらに幻覚や錯乱が起こることもある。

「シアナマイド」は、肥料として用いられる石灰窒素に含まれているカルシウム・シアナミドから導き出された物質である。肥料工場の職員が酒に弱くなるところからその抗酒作用が発見された。一九一四年のことである。シアナマイド服用後に飲酒すると、直後に前記の不快な症状が起こる。

「ノックビン」は、タイヤ工場で用いられていた薬品で、その抗酒作用については、一九四八年にヤコブセンが発表している。ノックビン服用中に飲酒したときの反応は、シアナマイドより遅く、飲酒して五分から一五分後に起こる。

❸服用のしかた

抗酒剤がその効果を発揮するためには、服用時に体内にアルコールが入っていないことが大切である。アルコール分が残っているときには、いくら抗酒剤を飲んでも上に述べた苦しい反応は起こらない。ノックビンが十分な反応を起こすためには、少なくとも一週間は服薬を続ける必要がある。その後効果は約一週間持続する。シアナマイドは速効性があるが、効果の持続期間は短くおよそ一日である。入院中の患者さん

MEMO

が、外出時に飲酒予防のために服用するときには、シアナマイドの方がよい。

抗酒剤を服用するかどうか、どれくらいの期間飲み続ければよいのかについては、いろいろの考え方があり、担当医と相談しながら決めればよい。

この薬は自分から進んで飲むべきである。シアナマイドを味噌汁の中に入れたりして、本人に内緒で投与するのは、お互いの信頼関係を壊し、百害あって一利なしである。

❹副作用

どちらもきわめて副作用の少ない薬である。ノックビンではまれに肝障害、精神病様の症状が出ることがある。その他胃腸障害、発疹、多発神経炎などの報告もある。シアナマイドでは、長期投与で肝細胞内にすりガラス様の封入体が生じることがある。この場合再飲酒したときの肝障害の程度がひどくなる。その他の肝障害、重度の皮膚症状、貧血などの報告があるが頻度不明である。蕁麻疹様の発疹がひどく出て、服用を中止せざるを得ないこともある。

❺抗酒剤の心理作用

断酒生活に入った後も、再飲酒の危機は至る所にある。しばしば激しい飲酒欲求に襲われるし、気がついたら飲んでいたというようになんの抵抗もなく飲酒してしまうことも多い。抗酒剤を服用していれば、これでアルコールを飲んだら苦しくなるということがわかっているので、強い飲酒欲求に見舞われることは少なくなる。たとえ飲みたいと思っても、反応の苦しさを考えると酒に手を出す気にはならない。そのため、飲酒欲求に耐えて、いらいらすることもなく、比較的気楽に断酒生活を送ることができるのである。

抗酒剤を自分から進んで飲むと、家族も大いに安心する。

MEMO

そうすると自分が不信や疑いの目でみられることも少なく、家族の態度にいらいらしたり、腹を立てたりすることもなくなってくる。家族に対しては、今まで何回も裏切ってきているので、「もう酒は飲まない」などという言葉はなんの効き目もない。抗酒剤を服用するという行動の方がはるかに説得力がある。

❻抗酒剤の限界

抗酒剤の服用は、アルコール依存症の治療のごく一部であることはよく理解しておくべきである。アルコール依存症の治療には、治療を受ける気持に至るまでの動機づけ、離脱症状の治療、身体合併症の治療、断酒にふみ出すのを助けるための教育や精神療法、心理的問題や人間関係の問題の整理、家族療法、断酒継続のための援助、自助集団への出席などしなければならないことが多くある。

その中で抗酒剤は断酒継続のために補助的に使う薬である。いくらこの薬を飲んだからといって、孤独感や、家族に対する恨みなどがなくなるわけではない。

❼抗酒剤を飲まない人へ

この薬を飲もうとしない人には二つのタイプがあるようである。

一つは、酒をやめる気のない人である。入院中のように強制的に服用させられるような場合には、いろいろの方法で服用したふりをすることが多い。こういう人は、自分がなぜ酒をやめなければならないかを理解することが先決である。

もう一つは、断酒するために抗酒剤はいらないと考えている人たちである。ＡＡや断酒会によく出席することによって、気楽に断酒ができており、なにも抗酒剤に頼らなくてもと思うのである。このような場合にはあえて抗酒剤を飲む必要は

MEMO

ないであろう。しかし、再飲酒の危険はどこにあるかわからず、抗酒剤を飲んでいたら、防げたと思われるような失敗もあることは頭に入れておくべきである。

なお、抗酒剤とは別の種類の新薬も出ている。レグテクト(一般名アカンプロサートカルシウム)は、フランスで開発され、一九九四年に欧州で承認された。現在、世界二〇ヵ国以上で使用されている。服用によって断酒率が高まったり、累積断酒期間が長くなるという効果がある。しかし、作用機序については、はっきりしたことはわかっていない。

日本でも効果が認められ、断酒補助剤として、二〇一三年五月に発売された。他の薬との交互作用も少なく、抗酒剤との併用も可能である。副作用は少なく、下痢、腹部不快感などの胃腸症状が、約一〇パーセントに認められる。

まとめ・4

抗酒剤は酒が嫌いになる薬ではない。肝臓でのアルコールの代謝過程をブロックして、飲酒時に苦しい反応を起こさせるものである。断酒を決意した者が、その継続のために補助的に使うときに効果を発揮する。

こういうわけで、抗酒剤を過大評価するのはよくないが、正しく用いればその効用を期待できる。

体験エッセイ

シアナマイドの思い出

シアナマイドについてはたくさんの思い出がある。

初めて飲まされたのは、四年前、アルコールの専門病院に入ったときだ。そこでは毎朝強制的に服用させられていた。何の薬かの説明もないままだった。しかし患者仲間の話から酒を飲むとひどい目に会う薬であることがわかった。酒をやめる気などすこしもなかったので、とんでもない薬だと思った。看護者の目を盗んで吐き出す方法を、たちまちのうちにいろいろと覚えた。また監視のきびしい看護者とそうでない人との区別もつくようになった。甘い人の場合は口に含んで後で吐き出すだけでよかった。たいていの看護者は飲み込むのを確かめるためにしゃべらせるので、口の中に脱脂綿を隠しておいて、それにシアナマイドを含ませる。これならいくらでも話すことができる。首にタオルを巻いてそれにこぼしてしまう人もいた。背広の内側にこぼしてしまう方法もある。こんなことで外出しては飲んで帰っていたのですぐに強制退院になった。

二度目にその病院に入院したときには、シアナマイドに対する監視がもっときつくなっていた。それとは知らないで脱脂綿を使ったところすぐに見破られて、反省室に入れられてしまった。看護師さん方も少しは勉強したわけだ。

四回目の入院をした病院では三分くらい歩いたバス停の前に酒屋があった。ここでは外出時に真面目にシアナマイドを飲んで、すぐに酒屋に走って行って、薬が十分吸収されないうちに酒を飲んだ。これならいくらでも飲めた。

家では女房の目をごまかしてよく水に変えていたものだ。妻が家族会に行くようになってからは、必ずびんを振るようになった。シアナマイドは振ると泡が立つが、水では立たないと教えられたためである。そのうち、妻は酒についてもシアナマイドについても何も言わなくなった。

最後の病院ではシアナマイドは飲みたい人だけ飲むようにということであった。ここではもう自分は酒をやめる以外に生きていく方法がないと思っていたし、初めのうちはシアナマイドの力も借りた方がよいという医師の意見に賛成だったので、自分から進んで服用した。強制的でないのは本当に助かった。自分でも飲みたいと思っていても無理矢理飲まされるという感じは嫌なものである。

そこを退院した後はＡＡに毎日通って気軽に酒がやめられるようになった。三ヵ月くらいしてシアナマイドもやめて、以来アルコールのない生活をして四年になる。

5
アルコール依存症者の心理

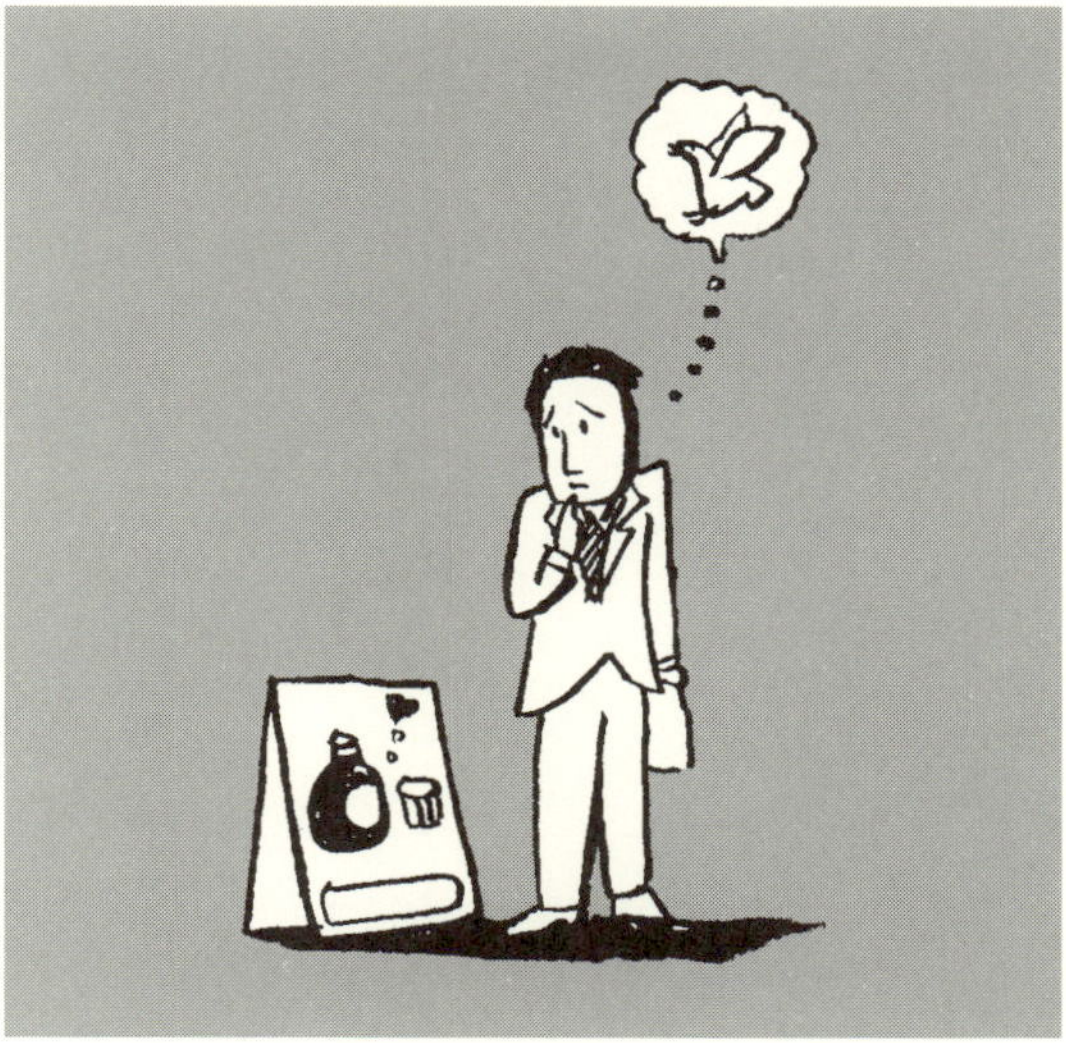

体験エッセイ——はじめての精神病院

アルコール依存症になりやすい性格というものはないが、いったんこの病気になると、どんな性格の人でもほぼ似たようなものの考え方をするようになる。周囲の非難や、自責の念にもかかわらず、病的飲酒欲求に従って飲み続けるためには、自分のアルコール問題をありのままに見ないですむように、自分を正当化した方が便利なわけである。この章では病気が進行中のアルコール依存症者によくみられる考え方のいくつかについて述べる。

❶健康になりたい欲求と病的飲酒欲求

アルコール依存症者は心の中に、「飲酒問題のない健康な生活をしたい」という強い欲求を持っている。しかし、一方ではこの病気からくる強烈な飲酒欲求（渇望ともいう）があり、多くの場合は、これに負けて、問題飲酒を繰り返している。飲み続けの現状に満足している人はいないし、はじめから問

MEMO

題を起こそうとして飲み始める人は誰もいないのである。自分の中に「健康な生活をしたい」という強い欲求があり、それこそが本心であることを忘れてはならない。自分の良心がいつも負けてしまうというパターンは人間にはよくあることで、宗教もこの問題をテーマにしている。

わたしの中には、すなわち、わたしの肉の中には善いものが住んでいないことを、わたしは知っている。良いことをしたいと思う意志はいつもわたしにあるが、する力がないのである。したいと思う善いことはせずに、したくないと思う悪いことばかりを、するからである。

（新約聖書　ローマ書7：18、19塚本訳）

❷孤独感と劣等感

飲酒問題を解決しようとして必死になっても、どうすることもできない自分の悩み、苦しみを理解してくれる人は誰もいない。人に相談しても「そんなにやめたければやめられるはずだ」で片付けられてしまう。何をやってもアルコールのためにうまくいかなくなるので、自分だけがほかの人と違ってみじめな人生を歩んでいるように感じる。まわりの人はすべて、自分を非難したり、軽蔑しているようにみえ、素面《しらふ》で人前に出るのは勇気がいる。

このような感情は特にアルコールが切れてきたときに起こりやすい。

「酒さえなかったら、もっといい人生が送れたはずだ」と思う反面、なんとも情けないこの気持ちを解決してくれるのは酒だけであり、「俺から酒をとったら何が残るだろうか」と考えてしまう。そして、酒を手放すことがひどく恐ろしいことのように感じるのである。

MEMO

❸少しくらいなら飲んでよいのではないかと思う

アルコールをまったくやめなければならないほど、自分の酒はひどくないと思っている。今までは飲み過ぎたから悪かったと考えて、アルコールをコントロールして飲もうとする。いわゆる節酒論であるが、この考えを持っている限りアルコール依存症はどんどん進行していく。

❹自分はアルコール依存症ではないと考える

アルコールの飲み過ぎが原因で、そこからいろいろの問題が生じてきたにもかかわらず、肝臓など体の病気を治すことに夢中になったり、仕事の遅れを取り戻すことしか考えなかったりして、自分の飲酒問題から目をそらそうとする。

他の人はアルコール依存症だが、自分だけは違うと思い、アルコール病棟に入院していることを不満に思う。「アル中」とは、自分よりもっと重い人のことだと考える。

❺他人の攻撃をする

酒のためにどうにもならなくなっている自分のことは棚に上げて、他人の欠点に目をつけて、それを攻撃しようとする。身近にいて、自分より弱い人を攻撃の対象にしやすい。たとえば妻に対して、掃除の仕方がなっていない、料理がまずい、顔が気に入らない、いるだけで腹が立つなどという。

まわりが気に入らなくて、いらいらしているときは、本当は思い通りにいかない自分に腹を立てているのだということに気づくべきである。

❻飲んだことに理由をつける

問題飲酒を正当化しようとして、後で飲酒の理由をつける。暑いから、寒いから、就職が決まってうれしいから、クビになって悔しくて……など、どんなことでも飲む理由にしてし

MEMO

まう。また、子供や妻などまわりのせいにして酒を飲むことも多い。しかるべき理由があったから飲酒したのであり、何も悪いことをしているわけではないといいたいわけである。

本当は、病気の体がアルコールを要求するから飲むのである。アルコール依存症になってしまったら、飲酒の理由は自分の体の中にあり、環境にあるのではない。だから、飲む理由がなくなれば飲まなくなるのではないかと思い、環境を変えてもなんの効果もない。環境を整えるよりも、病気を治すことを考えるべきである。

❼嘘を言う

飲酒するためのお金を得ようとして、嘘をつくことが多い。風呂へ行くと言って、風呂代でワンカップを飲み、頭とタオルを濡らして帰ったり、床屋代といって二千五百円もらって、千円のところにいき、差額で飲んだりする。飲酒のために欠勤しても、風邪をひいたとか、兄が死んだとかいうような嘘の理由を考え出して報告する。

嘘をついてまで自分をよく見せたいということは、今の自分の状態はよくないと思っている、もう一人の自分がいるからである。

❽自分ほど偉い人間はいないと思う

これは飲酒しているときによくみられる気持ちである。孤独感や劣等感を解決しようとしてアルコールに頼ると、酔いの勢いで、実際よりはるかに強い自分がよみがえってくる。「女房はなんとだらしがないんだろう」「断酒会もでたらめだ」「精神科医は医者の中でも成績の悪い者がなるのだ」など、自分ほど偉い人間はいないという気分になる。そのくせ、心中は決して穏やかではなく、イライラとしてやすらぎがない。アルコールが切れると、また、なんともいえない情けない気

MEMO

分に戻り、それをよくするために、飲酒するということを繰り返すようになる。

断酒した後に、このような感情の状態になることも多い。アルコールは入っていないのに、酔っぱらっているときと同じ気分（ドライドランク）になるのである。

どちらにしても、実際は何もできないのに、大きなことばかりいうので、まわりの人は大いに腹を立ててしまう。

❾飲むこと以外のことが考えられなくなる

いったん体内にアルコールが入ると、次の酒を飲むことしか考えられなくなる。そのために、何よりもまず、飲酒することを優先するような行動パターンになるが、これは第一章で触れた通りである。酒さえ飲めれば、それ以外のことはどうでもよくなり、ローンの支払いのための金で飲んだりというように、どんな大切なお金でもアルコールに変えてしまう。

また飲んではいけないときに限って酔っているようになる。

⑩自分の回復が信じられない

アルコール依存症が進行してくると、自分が酒をやめられることが信じられず、絶望感に支配されるようになる。入院中から次の入院先を考えることも珍しくない。断酒会などでやめている人に会っても、信用することができないで、家では飲んでいるに違いないと考える。

自分がどんな病気にかかっているのかがわからないと、どこをどうやって治したらよいのか見当がつかず、そのため、酒をやめて健康に生活している姿を思い浮かべることができない。

⑪酩酊時の記憶喪失（ブラックアウト）

酔っているときの行動を全く思い出せなくなる。酩酊時の

MEMO

何時間か、時には数日間の記憶がなくなってしまう。このあいだに遠距離の旅行をして、どうやってここまで来たのかと不思議に思うこともある。これはアルコール依存症でなくても起こるし、病気が進行して初めて生じる場合もある。

⑫病的嫉妬

妻が浮気をしているのではないかという考えに悩まされる。軽い場合には、確証がないので一人で苦しむのみであるが、ひどくなると根拠はないのに信じ込んでしまうという妄想にまで発展する。そうなると、妻の後をつける、暴力を振るう、衣服を調べるなどという異常な行動に及ぶ。

まとめ・5

心の中の「健康な部分」と「病的な部分」とを見わけるべきである。酒はやめたい、家族にもずいぶん迷惑をかけてきたというのは、健康な心である。飲んでもかまわない、悪いのはまわりだというような考えは病的なもので、飲酒問題を見えなくして病気をさらに進行させるように働く。アルコール依存症について学び、他の人の体験談をよく聞いて、事実をごまかして飲酒を続けようとする自分の心と闘い、自分の姿をありのままに認めていくことが回復への第一歩である。

はじめての精神病院

しばらく歩いて駅の近くまで来ると、また腹が立ってきた。よくもあんな病院に俺を入れやがったな。ともかく一言言わないと気がすまなかった。駅前でワンカップ三杯ひっかけて、早速福祉事務所に電話した。職員が出るなり怒鳴りつけた。「お前、人をアル中にするつもりか。なめたまねすると承知せんぞ」。事の起こりはこうである。

俺は六年前に離婚をして、六ヵ月前から生活保護を受けている。最近は肝臓を壊して、入院することが多くなった。一〇日前に退院をして、医者に言われたとおり酒は控えてきたが、だんだんと吐き気が強くなって飯が食えなくなり、体もだるくなってきた。

それで福祉事務所に行って、もう一度入院さしてくれるように頼んだ。最近転勤になった新しい職員が出て、「お酒の問題もあるようだからいい病院を紹介してあげましょう」と言った。非常にいい先生がいるから安心して行くといいという。職員の書いてくれた地図を頼りにさがしあてた病院は、広々とした庭のあるきれいな所だった。いかにも親切そうな医者が出て来てすぐに診察してくれた。体を見るなり、「肝臓が悪いですね」と言った。一目で言い当てた医者に、これは信用できると思った。さらに足の神経もやられていると言われた。

それから話がおかしくなってきた。酒の話ばっかりを医者が始めた。アルコール何とかという病気で、いわゆるアル中になっていると言う。「体も治し、アルコールの勉強も必要だから入院しますか」と言われた。今更帰るのもつらいし、「体も治し」というところだけが耳に残って、「はい」と答えた。

病棟から迎えに来た看護者は小太りの男だった。女性が普通だがと不思議に思いながらついて行った。病棟の入り口を鍵で開けて、入るとまた鍵をかけた。変な気がしたが正式の出入り口はほかにあるのだろうと思った。看護室に入ると持ち物を全部調べられて、時計とお金を取り上げられた。退院のときに返しますと言う。そのとき初めて、ここが噂に聞いた精神病院だと気がついた。窓の鉄格子が突然大きく迫って目に入った。「ここは精神病院じゃないですか」と聞くと、「知らなかったんですか」と看護人が答えた。あの野郎だましたな、福祉事務所の若造に対して、すごく腹が立ってきた。

血相を変えて退院を要求すると、しばらくして医者が来た。「こんなところに入院はしたくない、福祉の職員に騙されたんだ」というと、「それなら帰ってもよいが三〇分だけ話を聞いてくれ」と医者が言った。あなたは飲み出すとブレーキの効かない病気にかかっており、そのため酒を飲み過ぎて肝臓も壊したのだ、離婚になったのも、会社をやめたのも飲み過ぎが原因だと思う。あなたの病気を治すのはこの病棟が一番ふさわしいし、福祉の人も最もいいところを紹介してくれたのだ。今日はこれで残念ながら帰っていただくけれども、また飲み過ぎてどうしようもなくなるときが来る。そのときはいつでも連絡をくれるようにと言った。その話で怒りも静まって、二度と入院することのないように健康に気をつけますよと言って病院を出た。

確かに酒はよく飲んでいた。そこまで隠すつもりはない。しかし、アル中になるような飲み方はしてこなかったつもりだ。六年前に女房と別れたが、不平ばかり言う女房に嫌気がさしたためで、何も酒のせいではない。飲んで暴れたこともなければ借金をこしらえたこともなかった。女房は、毎晩のように飲んでは管を巻いて家族を寝かせないと言っていたが、それぐらいのことはどんな酒のみでもやっていることだと思う。それが嫌なら、日本中の夫婦はみな離婚だ。女房は酒のことを大袈裟に言い立て過ぎただけなのだ。

一年前から肝臓のために仕事ができなくなり、今は生活保護を受けている。仕事は四回変わったが、自分ほど上司に恵まれない人間はいないと思う。もっと部下思いの上司に当たっていたら、こんなに職場を変わることもなかっただろう。テレビの刑事番組を見ているといつもうらやましくなる。あの人たちはいい上司を持って幸せだ。人の上に立つものはああでなければと思う。

さっきの医者は何でも酒のせいにするが、離婚したのも、仕事を変わったのもそれなりの理由があるのだ。酒にしたって、飲んで暴れたこともなければ、道路でひっくり返ったこともなく、やめようと思えばいつでもやめられる、こんな俺のどこがアル中だ。福祉の職員とあの病院はつるんでるんじゃないのか、患者を一人送り込んだらいくらか貰えるにちがいない。こんなことを考えながら歩いているうちに、だんだんと怒りが込み上げてきた。そしていつの間にか、駅の近くに来ていたのだった。

6
アルコール依存症からの回復

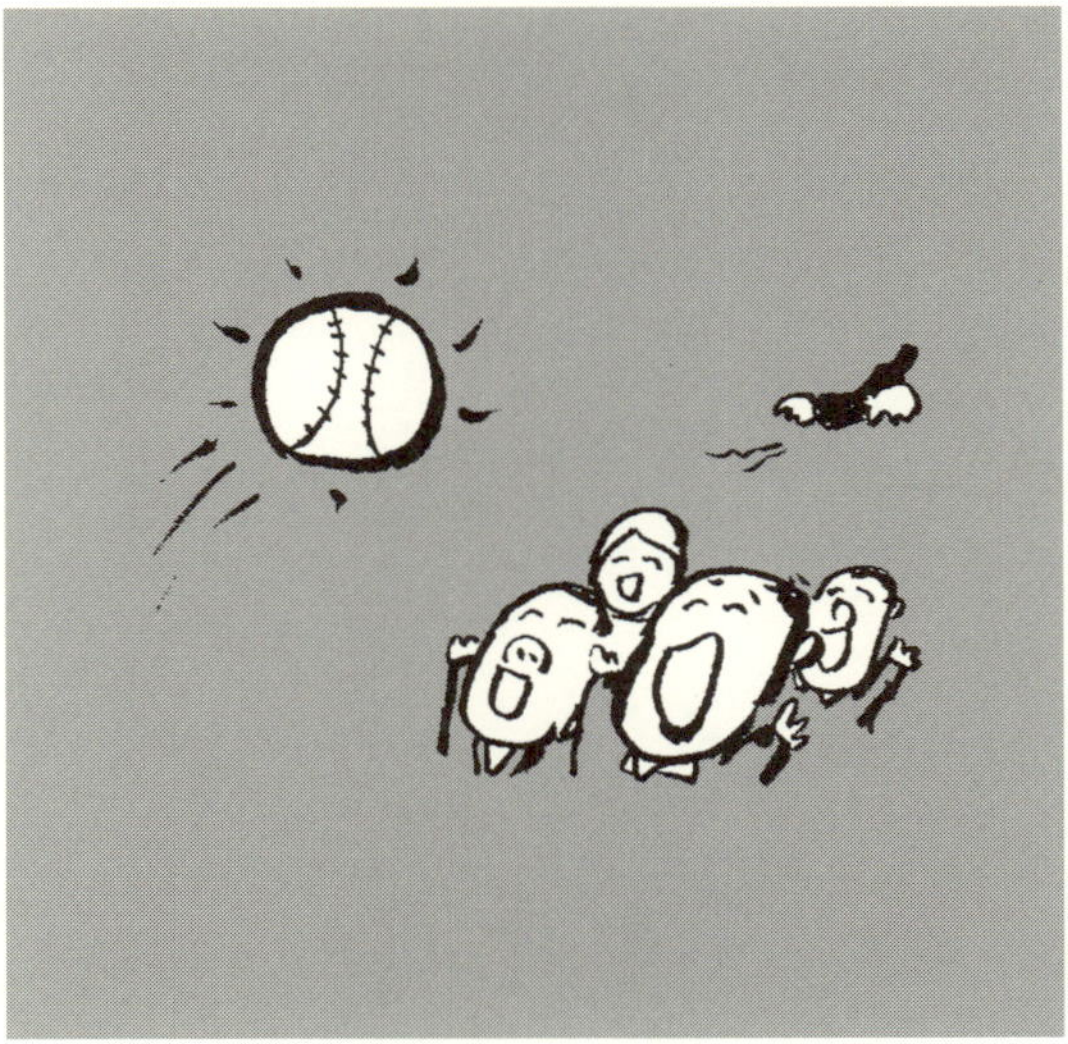

体験エッセイ――野球観戦

アルコール依存症は回復はあっても治癒のない病気だといわれている。いったんこの病気になってしまえば、その進行の程度に応じて、絶対に治らない部分がでてくる。すでに述べたように、飲酒に対してコントロールの効かない体質は一生治ることはない。アルコールさえ口にしなければ、その他の点では病気になる前とまったく変わることがない、これがもっとも後遺症の少ない回復の仕方といえよう。しかし、この程度でとどまっている人は少なく、なんらかのアルコール関連の後遺症を残すことが多い。肝硬変や糖尿病など重症になると完全に治らない体の病気もいくつかある。また、離婚、失職などの社会的な損失も、そのほとんどはもとに戻らない。だから、後遺症の少ないうちにできるだけ早く病気に気がついて、アルコールをやめることが大切である。失った後で、「しまった！」と思っても遅いのである。

MEMO

1 断酒継続のためにすべきこと

アルコール依存症になると、それ以外のさまざまなアルコール関連障害も併発するのが普通である。回復について考える場合には、それら全体を考慮にいれておかねばならない。とはいっても、酒を断たない限り回復は絶対にあり得ないし、単に飲まないでいるというだけでも実に大変なことである。このことさえ実行できれば治療の大半は終わったといってもよいではないだろう。その意味では、断酒継続を当面の目標とすべきである。そのためには、どんなことに気をつけたらよいであろうか。

①AAや断酒会に出席すること

AAや断酒会に出席している人の方が、断酒率がはるかによいというのは、多くの研究の示すところである。自分の悩みをわかってくれる仲間がいるところでしか、アルコールはやめられないといってよいであろう。他人に対する批判や説教をせず、自分自身の正直な体験談が語られている会を選んで出席するようにするとよい。

②酒は飲まないと宣言すること

飲まない仲間をつくることも大切だが、もう一つ忘れてならないのは、飲み友だちとは縁を切ることである。そして、「酒好き」という評判を、「飲まない人」という定評に置き換えていく努力をすることが大事である。

③小さな成功を積み重ねること

はじめのうちは一日飲まないでいるということが実に大変である。十年やめるとか、一生飲まないとかいうと、目標はいつまでも達成できず、気の休まることがない。今日一日断酒を当面の目標にして、日々成功の喜びを味わっていくようにしたほうがよい。最終目標は大きくもち、当面の目標は小刻みにするとよい。これは大きな仕事を成しとげる場合に、

MEMO

誰もがやっていることである。

④危ない場所には近寄らない

昔よく飲んでいた場所や酒が飲めるところに近づくと、強い飲酒欲求が起こり、抑えきれなくなることが多い。どれくらい飲まない力がついたか試してみるといって飲み屋街を歩いてみる人がいるが、その時点で失敗しているといってよいであろう。何回目かに必ず飲酒してどうにもならなくなるものである。

宴会もできるだけ避けた方がよい。そのときは我慢して飲まなかったが、帰り道に飲んでしまったとか、席を外したときに、飲んでいたジュースにアルコールを入れられたとかいうことがよく起こる。

⑤腹を減らさないこと

誰でも経験していると思うが、空腹時には飲酒欲求は強まるものである。食事を規則的にして、腹を減らさない工夫をするとよい。また、飲みたくなった時には何か食べるようにした方がよい。

⑥腹を立てないこと

怒りや恨みは飲酒欲求をかきたてる。腹が立つとすぐ酒に走るという、飲んでいたときの癖はそう簡単に変えられるものではない。ＡＡの創始者ビルは、怒りや恨みを持ち続けたままでは断酒を続けることはできないと考えていた。飲んでいたときの自分のありのままの姿を知ると、他人に対する怒りはやわらぐものである。

⑦疲れすぎに気をつけること

疲れたときの一杯、これも長年の間に身につけた習慣と言えよう。断酒しようと思えば、疲れすぎないようにすることが大切である。酒をやめてしばらくの間は、普通以上に活動的になることが多いので、押さえ気味に行動した方がよい。

⑧仕事につくのを急がないこと

MEMO

アルコール依存症の治療を受け、断酒し始めた時期は、大きな手術の後と同じだと思った方が無難である。はじめの三、四ヵ月の間は飲まないでいるだけでも大きなエネルギーが必要であり、その上に仕事もし、それ以外の生活上の問題にも対処していくのは、かなり困難なことである。まずは何もしないでＡＡや断酒会に出席しながら、やめ続ける力をつけること、その後で仕事のことを考えるようにしたほうがよい。いつから仕事を始めるかについては個人差も大きいので、専門家と相談しながら決定すべきであろう。

仕事についた後でも、当分は残業をやめて、夜は断酒会やＡＡへの出席を優先したほうがよいと思う。

⑨抗酒剤を服用する

抗酒剤については第四章で詳しく述べたが、断酒しはじめの頃には積極的に服用したほうが、精神的にも楽にやめ続けられるだろう。

⑩定期的に通院すること

断酒した後も、精神的なトラブルや家庭の問題など未解決のままに山積みになっているのが普通である。定期的に通院して、医師やケースワーカーなどの助言を得ながら解決して行くべきである。酒をやめて体さえよくなればそれで治ったというわけではない。

2 どのように治っていくのか

アルコール依存症は長い時間をかけて徐々に悪化していく病気であり、専門病院に来たときには、発病から十年近く経っているのが普通である。だから、治していくにもかなりの時間をかけるべきである。酒をやめたからといって一ヵ月や二ヵ月では治るものではない。以下、いろいろな面からアルコール依存症とそれに付随して起こる障害の回復について考えてみよう。

MEMO

①離脱症状の回復

回復のためには断酒しなければならないが、そうするとまず離脱症状が起こる。多くの場合これは一週間以内に消失する。振戦が一ヵ月以上続いたり、振戦せん妄が長引いて三ヵ月くらい続くこともあるがまれである。離脱症状としての高血圧は、一週間もすれば正常血圧に戻ってしまう。

②身体疾患の回復

大量のアルコールや栄養障害のためにやられた体は、手遅れでなければ三、四ヵ月のうちにもとに戻るだろう。最も回復の早いのは、急性の胃粘膜病変であり、四日もするとおさまって、吐き気も止まり食事もおいしく食べられるようになる。肝硬変、糖尿病、多発神経炎など、いったん起こってしまうと断酒しても完全には回復しない病気もあるが、進行をくいとめることはできる。

③心の回復

飲んでいなくても、ものの考え方が飲んでいたときと少しも変わっていないとしたら、酒のない生活はつらいものになる。心に渦巻いている孤独感や劣等感、他人に対する怒りや恨み、誰かがなんとかしてくれるだろうという依存心、自責感や自己憐びんなど。これらを見つめ、解決していくためには、精神療法や自助集団への出席などが役に立つだろう。心にためこんでしまったマイナスの感情は、癒《いや》す努力をしないと何年でも尾を引くものである。

また、特に理由もないのに感情の不調が起き、数時間から数日続いて自然によくなるという状態を、周期的に繰り返すことがある。その症状としては、イライラしてじっとしていられなくなったり、ひどく怒りっぽくなったりする場合が多い。また、人によっては、気分がふさぎ込んで何をするにもおっくうになり、悲観的なことばかり考えるということもあ

MEMO

る。血圧や脈拍の不安定、手のふるえ、不眠などを伴うこともある。しかしこれらも一、二年すると、かなり落ち着いてくる。

④社会的な回復

他の人々、特に家族とのまずくなった人間関係をよくしていくこと――これは大切な問題である。アルコール依存症のために、まわりの人がどれくらいつらい思いをしてきたかを、その人の立場に立って理解するように努める。自分に対する周囲の怒り、恨み、非難などを、受け入れていくことが大切である。たしかに、腹にすえかねる言葉もあろう。しかし周囲の人々も、心配するあまりに病気に巻き込まれ、苦しんでいるのである。この点は家族の協力に負うところが多く、家族教室や断酒会への家族の出席を邪魔しないようにすべきである。家族関係の回復は、互いの努力によって遅くも早くもなるが、一、二年はみるべきであろう。

酒をやめはじめた頃は、「すぐ飲むに違いない」と、他の人は信用してくれない。それでもやめ続けていると、「不思議なこともあるものだ」という態度をとる。二、三年してはじめて、酒で問題を起こさない人、安心して任せられる人という信用を得るのである。

職場復帰については、すでに述べたように焦らない方がよい。新しく仕事を見つける場合には、三ヵ月から一年後をめどにすればよいと思う。入院前の職場に戻る場合は、もっと早くてもよいだろう。

MEMO

まとめ・6

アルコール依存症から回復するためには、少なくとも次の二つのことは理解して実行しなければならない。そのひとつはアルコールに対してブレーキの効かない体になっていて、一杯のつもりで飲みはじめても必ず大量問題飲酒になってしまうこと、もう一つは自分一人の力では断酒継続はむずかしく、そのためには自助集団に加入する必要があることである。この二つのことを早く認めないと、いたずらに入退院を繰り返し、あらゆるものを失ってしまうことになる。

断酒が回復の基礎であることは確かだが、酒をやめただけでは、回復とはいえないこともよく理解しておこう。長い病気のために、自分の状態をありのままにみることができず、自己中心的、依存的になり、安定を失った「心の回復」「他人との信頼関係の回復」などは特に大切なことである。

身体的な健康をとり戻し、精神的にも安定し、家族からも頼りにされ、日常生活の中でアルコールを飲む必要を感じなくなり、他人と協調しながら仕事ができているというのが、もっともよい回復であろう。しかし、この病気では家庭がなくなったり、身体障害が残ったりすることも多い。それぞれの状態の中で、各自が自分に可能な回復目標を持つべきである。

野球観戦

駅を出ると、そよ風が快かった。広場には大きな楠《くす》の木が青い空を背景に立っている。その下に花時計があり、まわりをつげの生け垣で囲ってある。木漏れ日がつげのやわらかい緑のうえで、風にゆられてゆらゆらと揺れる。何度も通っているはずなのだが、こんなのどかな風景があろうとは今までまったく気がつかなかった。ビルの立ち並ぶ町中の、その平和なたたずまいに、私はしばらく我を忘れていた。

「お父さん、早く行こうよ」という次男の声で、ふと我に返った。中学一年と小学五年の二人の息子と、プロ野球を見に行く途中なのである。子供と一緒の野球見物はこれが初めて。何しろ結婚したときから、酒びたりの毎日で、一升瓶を追いかけまわすことに夢中だったのだ。「よし、よし、急いで行こう」、私の声に子供たちは走り出した。球場の照明灯が見えるようになると、ひいきのチームの帽子をかぶった子供の数が増えてくる。うちの二人もその中にまじって、跳ねるように進む。

ようやく他の子たちと同じになれたなと思う。二人とも生まれてからこれまでの間、どんな思いで育ってきたのだろうか。長男がまだ赤ん坊の頃だった。夜中に泣く声がやけに癪に触って、妻の手から奪い取って庭に放り投げたことがある。もちろん私は飲んでいた。「何をするの、この人は」。妻は叫びながら飛び出して行った。抱かれて戻ってきた長男は、白い肌着が泥で汚れ、背中に三すじ引っ掻き傷がついていた。その消毒をしながら、うらめしそうな目で妻は私を見、何も言わなかった。その途端、私はかっとなって妻と子供を、骨が砕けるまで打ちのめしたい衝動に駆られた。必死の理性でそれを抑えて、がぶがぶと冷や酒をあおったのだった。うすぼんやりした思い出が多い中でこのことだけは、いやにはっきりと覚えている。二人とも今に至るまで、こんな生活に耐えて来たのだ。

その子供たちが、今、普通の子にまじって楽しそうに飛び回っている。この当たり前であるという幸せを絶対に失いたくない。命も愛もない一杯の酒に、この幸せを奪われてたまるものかと思う。短い期間にここまでなれたのは、せっせと家族教室に通って勉強してくれた妻の力も大きいと思う。そう考えると感謝の思いがこみあげてきて、妻にも子供たちにもありがとう、ありがとうと言いたくなる。そんな思いにひたっていると、突然、子供の声がした。

「お父さん、またぼんやりしてるね。早く、早く」

7

自分を知る 1

——欲求と不安——

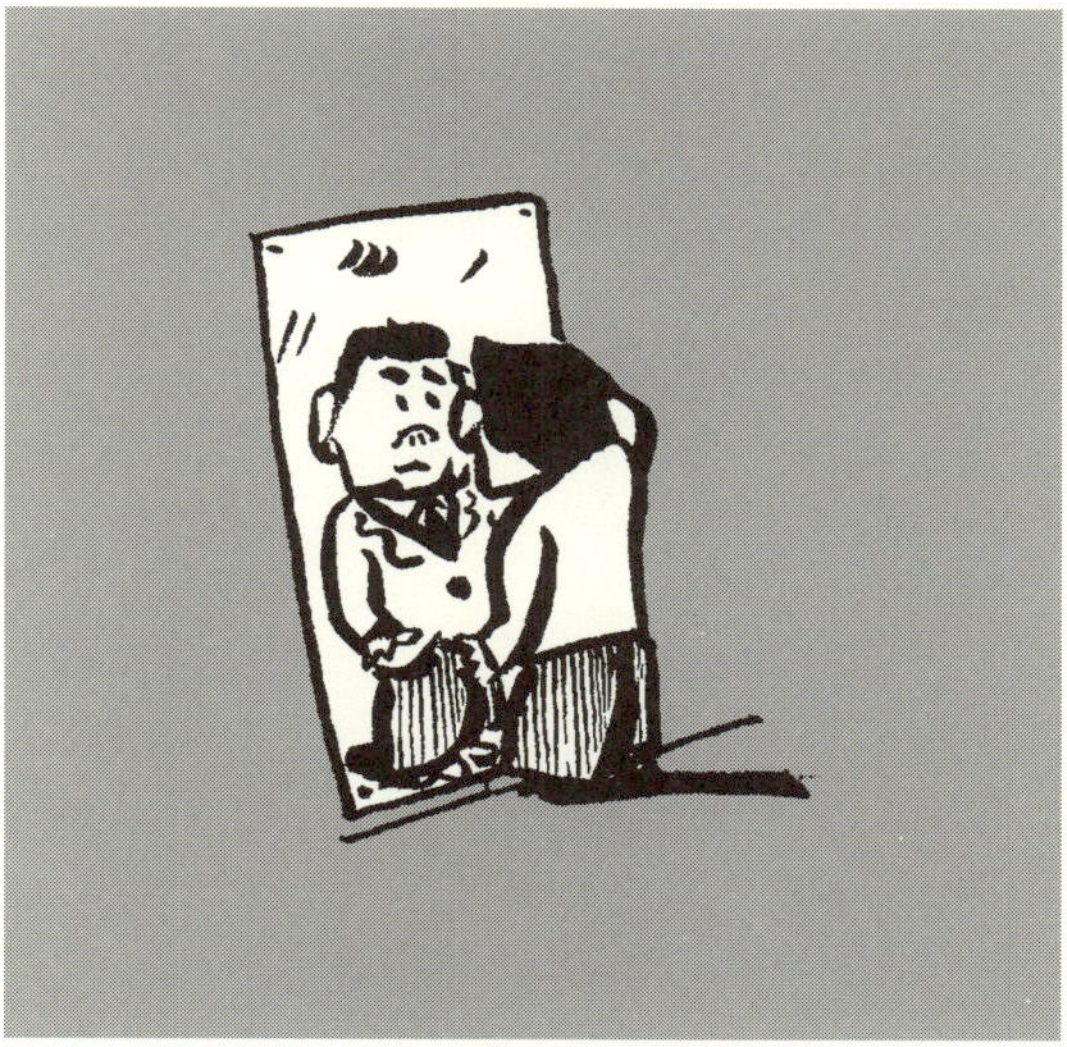

体験エッセイ——雨よ、流せ！

人間を内側から行動に駆り立てる力を**欲求**という。もっと簡単にいうと、あれをしたい、これをやりたいという気持ちである。われわれは同時にいくつかの欲求を持ちやすいが、一度に一つの欲求しか行動に移すことはできない。同時に起こるいくつかの欲求を整理して、その場に最もふさわしいものだけを行動に移す働きを**意志**という。朝、仕事に行くときのことを考えてみよう。疲れているので休みたいと思ったり、天気もいいので釣りに行ったらどんなに気持ちがいいだろうかと考えたりする。意志の力が正しく働いた場合には、仕事に行って自分の義務を果たしたいという欲求に従って、仕事に行くことをとるのである。

不安というのは自分の身の上に何か悪いことが起こるのではないかと心配する気持ちである。このときは動悸、呼吸促迫、頻尿、発汗、口渇などの自律神経症状を伴い、注意は散漫になり、眠れなくなる。

MEMO

❶欲求と意志の関係

意志は欲求の整理係であるといえる。欲求のないところには意志の働きは必要ない。

ある欲求が余りにも強くなった場合には、意志の力が正常であってもその欲求を抑えることができなくなる。前の晩に徹夜で働いた人が、翌日の会議で居眠りをしたとする。この場合には睡眠欲求があまりにも強くて、目を覚ましていることができなかったわけで、大事なときに眠っているからといって意志が弱いとは言えないと思う。意志の強さを判断する場合には、欲求の強弱を常に考慮に入れるべきである。

アルコール依存症は意志が弱くなるのではなく、飲酒欲求が極端に強くなる病気である。それは病的飲酒欲求とか渇望とかいわれ、それに打ち克って飲まないでいることは、正常な意志の力では困難である。意志は正常であるが、欲求が病的になったのである。意志薄弱なアルコール依存症者もいるとは思うが、私はまだみたことがない。

❷欲求と感情との関係

ある欲求があって、それが果たせないでいるときは、不安が生じたり、緊張したり、イライラしたりする。例えば、合格発表の前には不安が強い。空腹で食欲が満たされないときは、怒りっぽくなる。断酒後間もない場合も同じである。強い飲酒欲求を我慢しながら生活しているので、何でもないときにイライラしたり、腹が立ちやすくなる。

逆に欲求が達成されたときには、感情は弛緩して、解放感や喜びが得られる。試験に合格したときや、腹いっぱい食べた後のことを考えればこのことは容易に理解できよう。

不安がもっとも生じやすいのは、ある欲求が達成される可能性とそうでない可能性が半々くらいだと判断している場合である。達成の可能性が強いと考えれば、自信や希望になる

MEMO

し、失敗の可能性が大きいと感じれば、絶望やあきらめを生じる。

そういうわけで、初めてのことに挑戦するときには、不安はつきものであることを忘れてはならない。「断酒できるだろうか」という退院前の不安はまさにこれである。今まではうまく行かなかった断酒生活をはじめるわけだから、いろいろと心配になるのが当り前である。自信満々の人は断酒継続の難しさが正しくわかっていないのだし、帰ったらおもいきり飲んでやろうと思っている人は不安など生じるはずもない。

❸不安が生じたときの対処の仕方

不安は、欲求はあるがそれがかなえられていないときに起こる。だから不安が生じたときには、まず第一にその裏にどんな欲求があるかを考える。次にその欲求は達成可能であるかどうかを正しく判断する。この判断にはかなりの「知恵」

を要する。達成可能だと判断したときには、不安はあるがままにしておいて、目標達成のために、前向きの建設的な努力をする。ここで大切なことは、不安を目のかたきにしてそれを軽くしようとか、無くそうとかしないことである。欲求を達成することが不可能と判断したときには、その程度を下げたり、あきらめたりするしかない。

この公式を用いて退院前の不安について考えてみよう。退院が近くなってくると、心配で落ち着かなくなる人は多い。また飲んでしまったらどうしようとか、短期間で再入院してしまうようなことがあれば、皆に合わす顔がないとか、あれこれと考えてしまう。この場合、その裏にある欲求は何かといえば、「断酒を継続して健康な生活がしたい」ということである。つまり、退院前に不安になる人は非常にまじめな人なのである。さて、この欲求は達成可能であろうか。断酒会やＡＡなどに行けば多くのやめている人があり、その気になれ

MEMO

ばできないことではない。可能であるとすれば、その達成のために努力する。例会やミーティングに毎日出席する、シアナマイドを欠かさず飲む、退院したら外来に定期的に通うなどのことを実行していけばよいのである。

飲み過ぎて問題を起こしたらどうしようかという不安についてはどうであろうか。この背後には、「問題を起こさないで飲酒したい」という欲求がある。アルコール依存症者であれば、これは実現不可能で、きっぱりとあきらめるしかない。

❹行動と欲求

社会生活の中で新しい欲求が育ってくることも多い。私はいまこの本を書いているが、アルコール依存症の勉強を始めたときには、この病気のことを正しく知りたいという思いでいっぱいで、夢中で文献を読んでいたのである。本を書こうという気になったのはアルコール依存症のことがかなりわかってきてからのことである。また、断酒会の人の中には、現在酒害で苦しんでいる人のために、献身的に活動している人も多いが、自分がこの病気で苦しんでいるときには、そんな考えは少しもなかったのである。断酒生活の中から、そういう欲求が生じてきたといえる。

欲求の中には、このように何かの行動を続けていくうちに生まれてくるものがある。だから、物事をはじめる場合には、やる気があるかないかはあまり重視しない方がよい。それよりもそれをすることが自分にとって必要であるかどうかで、やるかやらないかを決定したほうがよい。やっていくうちに興味も湧いてきて、新たなやる気も出てくるものである。

断酒会やＡＡに行くということはアルコール依存症の治療にとって必要なことである。だから行く気があるなしには関係なく出席したほうがよい。出席を続けているうちに、来てよかった。どんどん出席したいという気持ちが後から生じて

MEMO

くる。

❺欲求と環境

欲求は感情と同様、体の状態や環境からの影響を強く受ける。腹が減れば食欲が湧く、尿が溜まればトイレに行きたくなる。デパートを歩くと物が欲しくなる。飲酒欲求もこれと同じである。すでに述べたが、空腹、口渇、怒り、飲み屋や自動販売機、宴会、飲み友だちとのつきあいなどは飲酒欲求をかきたてる。

何かをやろうとするときには同じ目的を持った者同士が集まると、お互いに刺激しあって効果があがる。自分よりも進んでいる人を見て、早くあんな風になりたいと思ったり、前向きに努力している人の姿に接して、勇気づけられることもある。ある欲求を実現しようと思えば、それが強まるような場所に行けばよい。断酒継続もまた、同じことである。

逆に、ある欲求が起こっては困るときには、それを起こすような刺激のあるところには行かないことである。

❻精神の拮抗作用

何かをやろうとすると、それと反対の気持ちが必ず起こってくる。仕事に行かなければというときには、休みたい気になる。試験の時に限って勉強以外のことをやりたくなる。高価なものを買うときには、欲しい反面ぜいたくかなと思う。これを精神の拮抗作用という。常に相反する気持ちを起こすことによって、やりすぎを抑え過労を防止し、生活の調和をとっているのである。

酒を飲まないということを意識し過ぎると、その拮抗作用で飲みたいという気が強くなる。アルコール依存症の場合には、その飲酒欲求に負けて再飲酒してしまうことが多い。飲まないことを目標にした断酒はむずかしいといえる。

MEMO

それよりも、例会に必ず出席するなどのような行動目標をたてた方がよい。この場合の拮抗作用は、例会を休みたいということであり、飲みたいということではない。

❼欲求と戒《いまし》め

われわれはいろいろな欲求を持つが、その中には自分に不利益になるものがたくさんある。食欲は生存のためになくてはならないものであるが、度が過ぎると健康を害するもとになってしまう。性欲も種族の保存のためには不可欠であるが、家庭を破壊したり、一生を棒に振る原因となることもある。このように考えてくると、自分自身の中にさえも、自分を破壊する原因があることがわかる。

人間社会の中には法律や道徳があって、秩序を乱すような行為を禁じている。それは、人間の中にお互いに滅ぼしかねない性質があることをよく知っているからである。それらは、してはいけないという「戒め」の形で表されることが多い。一方では人を束縛する不自由極まりないものという見方もできないこともないが、自己破壊的に働く欲求がたくさんあることを考えると、戒めは人間を破壊から救う目的を持ったありがたいものということもできるのである。

アルコール依存症になると、一滴のアルコールも口にしてはいけないということになっている。これは一つの戒めであると言える。だから反発を感じて気に入らない人もいるだろう。しかし、それはアルコールの害から身を守り、建設的で幸福な生活を約束する恵みの戒めであると言えるだろう。

一滴も飲むなということを、煩わしいものと受け取るのか、自分にとってありがたいものと受け取るのかは、今後の人生を左右する決定的な違いである。きびしいと思われる戒めの中にこそ、本当の人間愛がある。

MEMO

まとめ・7

心の中には、たくさんの欲求が起こってくる。その中には、実現したほうがよい欲求と、実行すると生活に支障をきたすような欲求とがある。この二つを上手に見分けて、正しく処理することが大切である。欲求が心に浮かんでくるのはどうすることもできないが、それを実行に移すかどうかは意志の問題であり、われわれの自由になるのである。

しかし、アルコール依存症者の飲酒欲求は病的なものであり、正しい治療を受けないかぎり、自分一人の力でコントロールすることはむずかしい。

不安は無くそうとしてはいけない。そのもとになっている欲求が何であるかを考えて、それに対して働きかけをすべきである。不安は人生の危険を予防するためになくてはならないもので、あるがままに受け入れるのがもっともよい。

体験エッセイ

雨よ、流せ！

あれは酒を止めて五年目の夏のことだった。

ある断酒会の会長をやっていた私は、酒が我が家にいかに大きな影響を落としていたかがよくわかっていた。そして絶対に酒に手を出してはいけないと強く思い、充実した断酒生活を送っていた。私の体験談を聞いて、酒の恐さがよく分かったとか、妻子の苦しみも知らずに飲み続けていた自分が馬鹿だったとかいう感想を寄せてくれる人も多く、会員も順調に増えていた。私は自分の活動に大きな自信を抱き、酒害に苦しんでいる人のために大いに働こうと純粋に考えていた。

五年前主治医だったT先生が、ある月刊誌にアルコールのことを書いているということを知って、私は会社の帰りに雑誌を買い求めることにした。その日は仕事がやけに忙しく、くたくたになって帰りの電車に乗った。私の家は通勤約五〇分の郊外にある。二年前までは同じ沿線のもっと町中に住んでいたのだが、家が手狭になったので広い家を求めて引っ越したのだ。

私はぼんやりと、前に住んでいた町の駅で電車を降りた。駅前の大きな書店に寄るつもりだったのだ。しかし私の足は、書店の前を過ぎて大きな交差点を渡り、以前よく飲んでいたスナック街の方に向いていた。そして何の抵抗もなく一軒の店に入り、水割りを注文した。そのときになって初めて、これは大変なことになったと思った。ここで一杯飲んだら、自分は社会的に抹殺されてしまうだろうと思った。病院の保護室で首うなだれて座っている自分の姿が脳裏に浮かんだ。今ならまだ間に合う、注文を断わって帰ればいいのだと、立ち上がろうとしたけれども、私の体は椅子に釘づけになったように動かなかった。

立て続けに飲んだ三杯の水割りで、想像以上に私は酔った。後は恐ろしいものは何もなかった。閉店までしたたか飲んで、電車に乗った。駅を降りると、黒い夜の空から大粒の雨がとめどもなく降っていた。家までは歩いて一五分の道程である。ほんのちょっと歩いただけで、ずぶ濡れになった。雨に打たれながら、私の心はだんだんと正気をとりもどして来た。何ということをしたのだろう、後悔と情けなさで打ちのめされそうだった。これはいつもよく見たような夢のひとつだ、明日は暖かい布団で、しらふで目が覚めるにちがいないと思いたかった。しかし、雨は頬に冷たく痛かった。この雨で、スナックから今までの現実があと形もなく、洗い流されてしまえばいいのに……！　自分の体の中にある、呪わしい酒の虫もすべて流れて、きれいな体になればいい！

家が近づくにつれて、雨はますます激しく降ってきた。寝ないで待っているだろう妻の事を考えると、坂道を上る足取りは、鉛のように重かった。

ずぶ濡れで帰った私を見て、妻は何も言わなかった。黙々と着替えを手伝ってくれたように思うが、私の記憶はこの辺からひどく曖昧である。後で女房に聞いた話では、玄関で私を見てすべてを察したという。私は妻としての役目を果たせばよい、お酒をこれからどうするかはお父さんの役割だと、自分でも不思議なくらい落ち着いて対処できたという。

翌朝早く、激しい喉の渇きと、むかむかとする吐き気で、私は目を覚ました。そしてひどくビールが飲みたかった。家にないのはわかっているし、今でも買えるところはどこかと、ぐるぐると頭を回し始めた。そのとき、突然、ある考えが雷のように強く私を打った。それは、今よりも悪くしないことを考えようというT先生の言葉であった。ここで飲んだら今よりも悪くなる。この考えが、強烈な飲酒欲求と、もうどうにでもなれという捨てばちな気持ちとに打ち勝った。「ジュースはないか」。私は、すでに起きて台所で仕事をしていた妻に声をかけた。振り返った妻の顔は、ぱっと輝いていた。今でもはっきりとその顔を覚えている。「すぐ買ってきます」。妻は近くのコンビニエンスストアーにとんで行って、ウーロン茶一〇本とオレンジジュース五本を買って来た。缶入りウーロン茶三本を立て続けに飲むと、喉の渇きがすっかり癒えて、幾分自分の体を取り戻したような気がした。それで奇跡的に酒が切れた。

それから一週間後、私は自分の断酒会に出席したが、飲んだことは話さなかった。過去の飲酒体験を話したのみだった。私にとってはつらい二時間だった。すべてを正直に言うべきだと思っていたが、勇気がなかった。二週間経った。私の胸のつかえはますます大きくなった。こらえきれなくなって、私はT先生にありのままの手紙を書いた。しばらくして先生から返事がきた。「どんなことでも正直にしゃべり、どんなことでも受け入れられるところ、それが断酒会だと私は思っています。正直に話したために居れなくなるような会なら、何の魅力もないでしょう」と書いてあった。私はこの言葉に賭けてみる決心をした。

三日後の自分の断酒会で私は飲酒したことを話した。そして、自分の断酒もできないようでは会長としてふさわしくないから、今日限り降ろして頂きたい、皆さんのご期待にそえずまことに申し訳ないと頭を下げた。すると、何かにつけて私の意見に反対して、煙たく思っていたある会員の方が、すぐに立ち上がって言った。「私は今日の会長のお話には、大変失礼ですが、初めて感動しました。これだけ正直で勇気ある会長を持てたことを私は誇りに思っています。これからもぜひ続けていただきたいと思います」

それから十二年、私は一滴の酒も口にしないでこれた。人のために役立とうというような、ひと頃の思い上がりは消えて、今日も多くの人に支えられて、飲まないでいることができたという感謝の思いが強くなった。あのときの会員さん一人一人にお礼を言いたい。いつも励ましてくれたT先生のことも忘れることができない。たった一日で酒が切れたのは、非難がましいことを一言も言わなかった妻のおかげだと思う。

その妻は二年前に乳癌で亡くなった。けれども、妻との思い出の一つ一つは、今でも私の胸の中にいきいきと生きている。

8

自分を知る2

——感情の法則——

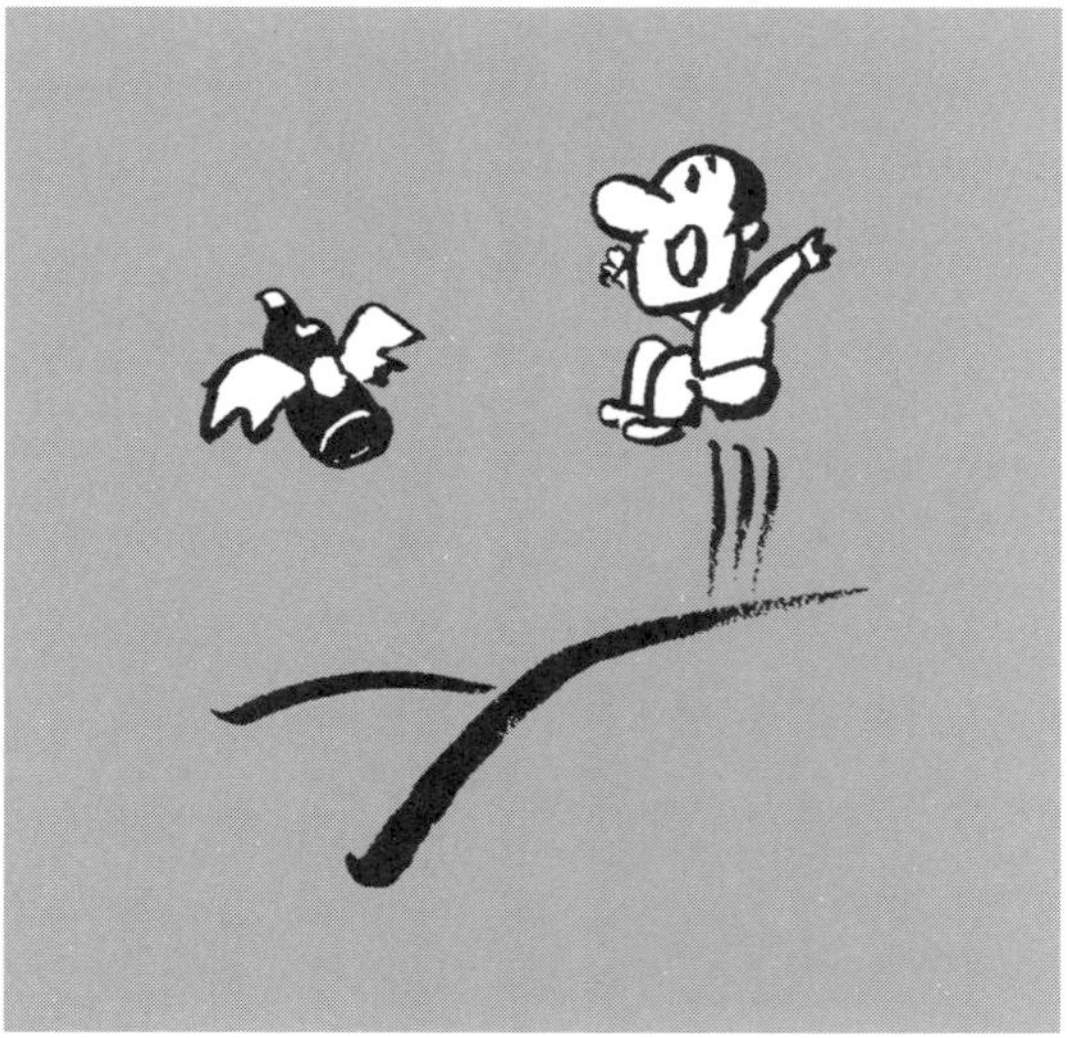

体験エッセイ——怒りよ、静まれ！／朝のゆううつ

アルコール依存症になると、感情のトラブルを起こしやすい。特に**怒り**は、特徴的である。飲み続けるアルコール依存症者に対する家族の怒り、自分のことをよく理解してくれない家族に対するアルコール依存症者の怒りなど、この病気では腹の立つことが実に多い。そのほか**不安**や**抑うつ**などの不快な感情もよくみられる。

病気の回復をはかろうと思えば、このような感情を、アルコールに頼ることなく乗り越えて行かねばならない。この章では、感情の法則について学び、持てあましやすい感情とどうつきあって行けばよいかを考えることにする。

❶感情とは何か

環境や体の内部からの刺激にともなって起こる、心の変化、内面の感じを**感情**という。美しい景色を見て爽快になる、人からいやみを言われて腹を立てる、激しい痛みを感じて不安

MEMO

になるなどのことは、**感情の動き**である。

感情はその起こり方や性質によって、いろいろに分類されている。視覚、聴覚、嗅覚、味覚、触覚など五感の刺激にともなって起こるものを**感覚感情**という。腹が減る、満腹になるなど身体の状態によって変化する感情は**身体感情**と呼ばれる。喜怒哀楽、恨み、憎しみなど人間関係の中で生じるものを、**社会感情**とか**心的感情**とかいう。音楽や美術作品に接して感動するとか、宗教によって心の平安を得るとかいうように努力や修練を経て初めて味わうことのできるものもあり、これは**情操**と呼ばれる。怒り、喜び、悲しみなど、身体の動きをともなって激しく起こるが一時的である感情を**情動**という、これに対して、うれしい、悲しいなどのように静かに比較的持続するものを**気分**という。

❷不快感情と飲酒の悪循環

MEMO

アルコール依存症になると、日常生活は何から何までうまくいかず、劣等感や自己嫌悪、不安や抑うつに悩まされるようになっていく。酔っぱらって、すべてを忘れようと思って飲酒すると、アルコールの力で一時的にはよい気分になり、なんでもできる強い自分がよみがえってくる。しかし、飲めば多くの問題が起きるし、大量のアルコールは、それが切れる頃には気分を抑うつ的にするので、前にもまして不快で何ともいえない気分で酔いがさめることになる。この気分の悪さをしらふで耐えるのはむずかしく、また酒に手を出してしまう。その酒がさめる時には、さらに嫌な気分になる。このように、飲酒によって不快気分を解決しようとすると、ますます泥沼にはまっていくのである。

❸感情は放置すれば消失する

森田療法の創始者である森田正馬は、**感情の法則**の第一項目でこう述べている。「感情は、その自然発動のままに従えば、その経過は山形の曲線をなし、ひと昇りひと降りして、ついに消失する」と。

この法則は特に怒りに対して、適用することができる。腹の立つことがあっても、表に出さないで、そのままにしていると怒りはやがて消えていくのである。相手を罵ったり、ものに当たったりすると、後で損をすることが多い。

怒り以外の不快な感情に対しても、この法則は有用である。嫌な感情でも時間がたてば必ず消えることを頭においておけば、アルコールや薬の力を借りることなく、一時の辛抱をすることができるようになる。

❹感情を起こす刺激に慣れるに従って、感情は鈍くなってくる

感情は何かの刺激があって生じるものである。いい景色を

MEMO

見て爽快になる、家族の死に接して悲しくなるなどのごとくである。感情を生起する刺激に何回もさらされていると、だんだん慣れてきて、感じなくなる。例えば人前で話すときのことを考えてみよう。はじめはひどくあがって緊張するが、何回もやっていると慣れてきて、大勢の前でもそんなに動揺することなく話すことができるようになる。初めて断酒会やＡＡに行くときには、このことを頭に入れておくとよい。

❺感情は短時間に刺激が断続して起こるとますます強くなる

喧嘩をするときのことを考えるとわかりやすい。罵る、ものを投げる、叩くなどを繰り返しているうちに、怒りはどんどん強まり、自分でも収拾をつけることができなくなる。仲裁に入った者が、喧嘩している者同士を引き離そうとするのは、刺激から遠ざけることによって、これ以上怒りを引き起こさないようにするためである。怒ってもろくなことがないと思えば、怒りを起こす刺激のあるところから遠ざかるのが一番である。

❻新しい経験によって初めて味わうことのできる感情もある

努力、修練、あるいは経験の積み重ねによって、新しい感情が育ってくることも多い。強打者を三振に打ち取ったときの投手の爽快感などは、きびしい練習を積み重ねた後に初めて味わうことができるものである。断酒会やＡＡに出席した後にもつ、「今日も出てきて本当によかった」という気持ちも、何回も出席した後から出てくることが多い。何をやるにしても、最初の辛抱が大切である。はじめの頃に面白くないからといってやめない方がよい。

❼感情は環境によって変化する

感情は内外の刺激に対する反応として生じるので、環境の

MEMO

変化に応じてくるくると変わるのが普通である。森田正馬は「心は万境に従って転ず」といった。感情はよかったり悪かったりしながら、変化していくものである。人からほめられれば嬉しくなるし、けなされれば腹が立つ。強い痛みは不安を起こす。日常生活に支障がない程度に感情が動揺している状態、これが正常な心であるといえる。だから、いつも快適な心の状態でいようと思っても、普通の人には無理だということである。

❽感情は自分の思い通りにならない

感情は環境の影響を強く受け、環境は自分の思い通りにはならない。感情を意のままに操ることは不可能で、それはあるがままに受け入れていくしか方法のないものである。感情の中には、快と感じられるものと不快と感じられるものとがある。不快な気持ちでいたくない、いつもいい気分でいたいと思うのは人情だが、そうはいかない。怒りや悲しみ、不安などの感情が起こってきても、それを自由に消してしまうことはできない。爽快感や喜びだけを感じながら生活したいという願望も、所詮、実現不可能なことである。

われわれは天気を思い通りにしようとは、つゆほども考えない。晴れの時は気持ちよく、あらしの時はそれなりに耐え忍んで生活する。感情とのつきあいも、これとほぼ同じである。どんな感情の時でも、日常生活に支障をきたさないように工夫していけばよい。

❾感情は認識によって、変化する

感情は環境に対する人間の反応として生じるので、同じ環境の中にいても人によって生じる感情が異なっても不思議はない。自分が変われば、感情も変わってくるということである。酒は絶対にやめられないと信じていれば絶望的になるだ

MEMO

ろうが、断酒している人をたくさん知ってアルコール依存症は治るということがわかれば、絶望感は消えて希望が湧いてくる。このように、知識を身につけるとか、人生観を変えるとかすると、間接的に感情に影響を与えることができる。

⑩感情は行動によっても変化する

人間は悲しいから泣くのではなく、泣くから悲しくなるのだといった心理学者がいる。感情によって行動が左右されるのは確かであるが、逆に行動が感情に大きな影響を与えることもまた事実なのである。

気持ちがふさいで仕方がないときには、楽しそうに行動してみるというのも、気分転換のよい方法である。掃除をする、整理整頓をするなどの方法で、気持ちのよい環境をつくるというのもよいだろう。

まとめ・8

感情は自分の思い通りにならず、あるがままに受け入れるしかない。しかし、認識や行動を変えることによって、間接的に感情を動かすことはできる。いつも不愉快に暮らしている場合は、考え方や行動を変えるようにするとよい。

つぎに森田正馬の感情の法則をあげておこう。

①感情はそのままに放任し、またはその自然発動のままに従えば、その経過は山形の曲線をなし、ひと昇りひと降りして、ついには消失するものである。

②感情はその衝動を満足すれば、急に静まり、消失するものである。

③感情は同一の感覚に慣れるに従ってにぶくなり、不感となるものである。

④感情はその刺激が継続して起こるときと、注意をこれに集中するときに、ますます強くなるものである。

⑤感情は新しい経験によってこれを体得し、その反復によってますます養成される。

怒りよ静まれ！

病院の外来に行き、集団療法に出席して、怒りについて学んだ。話を聞きながら、自分も怒りの子だなと思った。

昨日も怒った。母が夕食のおかずにイワシを焼いてくれたが、食卓にしょう油がなかった。急にムラムラッと来て、「しょう油もないのに魚が食えるか、しっかりしろよ」と、どなった。三日前の仕事場でもそうだった。同僚のスコップが倒れて、自分の足にあたりそうになった。「ボケボケすんなよ、スコップくらいちゃんと持っておけ」と大声を出した。

自分はどうしてこんなに怒るんだろう。もっとやさしくできないのは、なぜだろう。「母さんしょう油がないよ」と静かに言ってもいいはずだった。「おっとあぶない」と笑って、スコップを取ってあげることもできただろう。自分はまわりの人を友人としてよりも、敵として、競争相手としてしか見ていなかったようだ。

女房が子供と一緒に出ていったのは、五年前のことだ。朝の三時頃、酔っ払って帰ってきて、アパートのドアを叩いた。女房がなかなか出て来ないので、ドンドン叩いているうちにカーッとなった。ようやくドアが開いて、「夜中だから静かにしてよ」と女房が言い終わらないうちに、頭を二つ三つ思いきりぶんなぐった。うずくまった女房を蹴っとばして、そのまま自分は部屋に入って寝てしまった。

翌日、昼近くに目がさめたが、家の中には誰もいず、妙に殺風景な感じだった。部屋のすみにたたんだ布団の上に、いつも置いてある女房の寝巻がなく、子供の机の上には本が一冊もなかった。自分の心の中を不安の風が吹き抜けた。玄関に行ってみると、脱ぎ捨てたはずの自分の靴だけが、きちんと揃えられていた。

それ以来、女房と子供二人は帰って来なかった。新婚旅行の時から、自分は酔っ払っていて、女房にも怒るばかりでやさしいことは何もしなかった。あの日、女房の我慢の糸がついに切れたのだと思う。

病院から帰ってきて、一人で布団にくるまって寝ていると、涙がどんどん出てきた。今まで流したことのない、あつい、あつい涙だった。自分は女房にも子供にも、ずいぶんひどいことをしたものだ。どうしてあんなに怒ってばかりいたのだろう。酒が、アルコール症という病気が、自分からやさしさを奪ったのだ。しかし今となっては償いの方法もない。

涙よ、あつい涙よ、どんどん出てくれ。そして自分の人生を狂わしたこの怒りを、全部洗い流してくれ。もう一度自分の心に、やさしさをとりもどしたい。

朝のゆううつ

朝はゆううつだ。玄関で、すっかり輝きのなくなった靴を履く。茶の間で妻と子供たちの声がする。明るくはしゃぐ声がする。けれども「いってらっしゃい」と出てくるものは誰もいない。見送るものもなく一人寂しく仕事に行く。いつものことだ。これが酒をやめて以来の人生なのだ。

駅に向かって歩きながら、言いようのない怒りがこみ上げてくることがある。俺だってもう少し感謝してもらったっていいと思うのだ。給料をもらってくるのだって、けっして楽じゃあない。会社に勤め続けることがどんなに辛いか、女房には少しも分かっていないのだ。それにあまり言いたくはないのだが、酒をやめているだけでも、それは苦労の多いもんだ。それならば、「いってらっしゃい、今日もご苦労さま」の一言ぐらいあってもいいと思うのだ。

三食昼寝つきのあいつには、この世で生き抜くことの緊張、苦しみ、叫び、そんなものはちっとも理解できやしないのだ。あいつは俺たちとはちがう遊びの世界の人間だ。妻としては失格だ。もしうちの会社の社員なら、完全に懲戒解雇もんだ。妻にも就業規則というものがあればいい。そいつを突きつけて、明日から来てもらわなくていいと、スパッと言ってみたいもんだ。こんなことなら、飲んでいたときにもっと大暴れして、心ゆくまで困らせておけばよかったのだ。

そんな女房にちっとも頭が上がらないのは、アル中のせいだ。二十六で結婚して、三年過ぎた頃には俺は立派なアル中だった。以来十年間、女房には苦労のかけっぱなしだった。そうだ、結婚した頃の女房はやさしかった。出勤前の玄関で背広の糸屑をとってくれたこともあった。靴はいつもぴかぴかに磨いてあった。日曜日には田舎道をどこまでもどこまでも一緒に散歩したものだった。

どんなに腹が立っても、女房からあの優しさを奪った者は俺だと思ってしまうのだ。それに子供にだけはこれ以上、苦しみを味わわせたくないと思う。結局はやけ酒も飲まないで、今日も電車に乗って行く。

ああ、俺って、なんて心の優しい男だ。

付録

不眠と睡眠薬／再飲酒を活かすために
断酒会やＡＡはなぜ効果があるのか？
ご家族の方へ

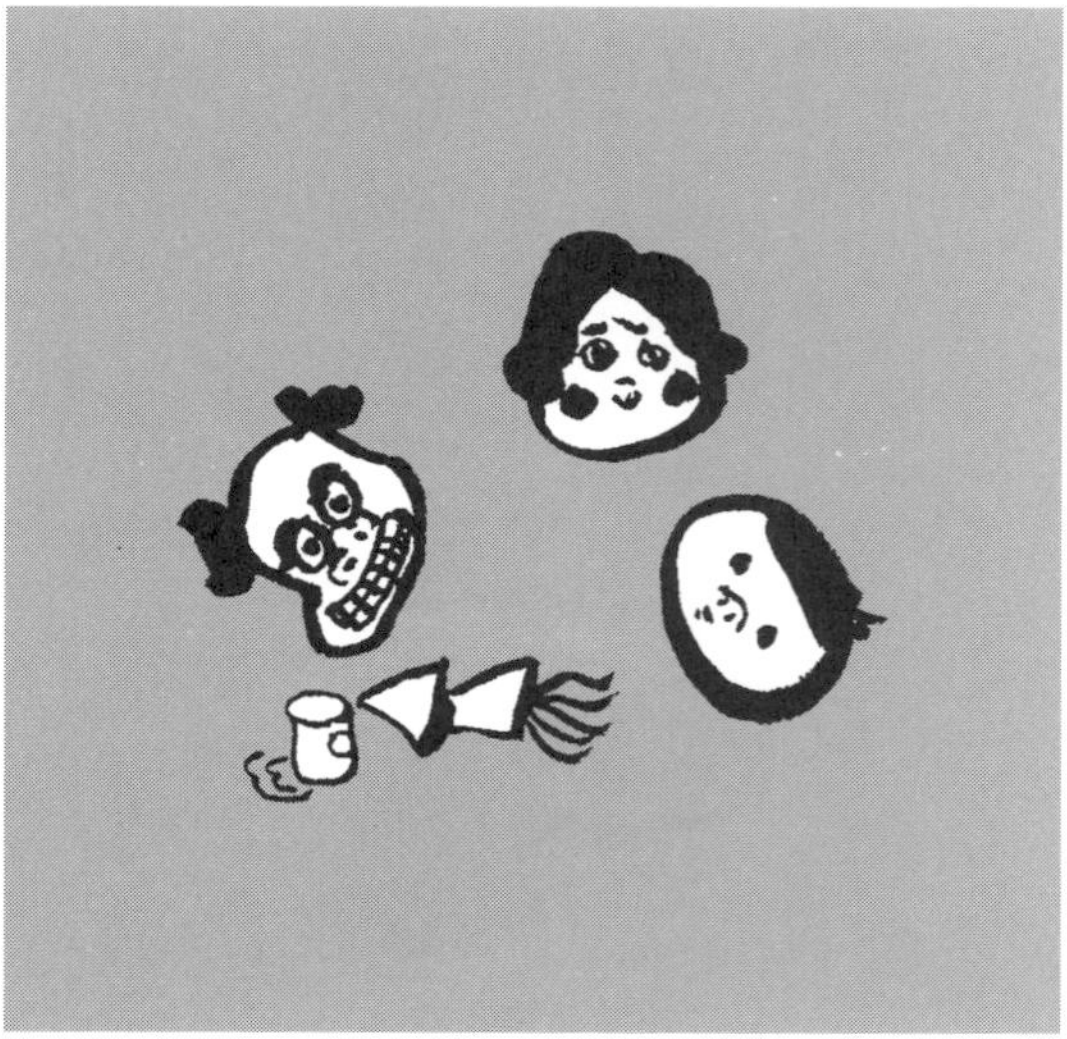

松村断酒語録／ＡＡの 12 のステップ
家族自己診断テスト／参考図書紹介

1 不眠と睡眠薬

長期に飲んでいたアルコールを切った後しばらくは、強い不眠が現れる。なかなか寝つけなかったり、寝入ってもその眠りは浅く、しばしば途中で覚醒する。そのため大変苦しい夜を過ごさねばならないことになる。これはアルコールの離脱症状としての不眠であり、酒を切るのがむずかしい原因の一つでもある。

病院では離脱期に強い不眠で苦しまないように、睡眠薬を処方するのが普通である。しかし、離脱症状としての不眠はしばらくすると改善するので、睡眠薬はごく短期の間しか必要ない。また、薬物による睡眠パターンは、自然の睡眠とはやや異なっている。これらの薬は依存性のあるものが多く、長期に連用すると耐性が生じて初期の量では効かなくなり、

MEMO

さらに大量の薬を必要とするようになる。そうしているうちに薬物依存が発症する危険もある。そういうわけで、離脱期が過ぎれば睡眠薬に頼らないで眠るようにしたほうがよい。

眠りは自分の思い通りになるものではない。心臓や胃の動きについて、われわれはまったく心配しない。眠りについてもこれと同じ考えで頭に任せてしまうのがよい。頭が勝手に働いて、必要な睡眠はきちんととるようにつくられているのである。われわれにできることは床について目をつむることだけである。後は、与えられるだけ眠るという考えで、静かにしておればよい。眠くないときは、眠る必要がないか、眠っては困るときだと考えればよい。眠ろうとして努力することは禁物である。そうすると頭が働くのでよけいに眠れなくなる。

不眠の害を心配する人も多いが、それはまったくないといってよい。健康な人で、眠らない努力をしてもせいぜい三日

MEMO

か四日である。その後ぐっすりと眠って、何の障害も残さずもとに戻るということが、研究の結果わかっている。

明日は大事な仕事があるので、今日はぐっすりと眠らないと困ると考えるまじめな人もいる。これに対しては、睡眠は自分の思い通りにできないという事実を受け入れるしかない。もしその晩眠れなければ、明日は調子の悪い頭で働くしか仕方のないことである。人生は自分の思うようには動いてくれないのである。

こういうわけで、眠りについては頭に任してしまって、いっさい心配するのはやめよう。寝苦しいときもたまにはあるものだと割り切って、薬を使わないで自然に眠るのが、もっともよいことである。

2 再飲酒を活かすために

アルコール依存症の治療には、再飲酒はつきものであるといってよい。飲酒すると確実に病気は悪化するし、失うものも多い。しかし、この病気は何回か失敗しないと、本当に酒をやめる気にはならないものである。大切なことは飲酒を今後の回復のために活かせるかどうかである。飲酒した場合には、自分のどこに問題があったかを考えて、それを改めていくようにするとよい。次にチェック事項をあげてみよう。

①アルコールに対してコントロールが効かないことを認めているだろうか?

量を過ごさないように飲めばよいと思っていれば、その考えを改めないかぎり、何回でも酒による失敗を繰り返すであろう。アルコール依存症とはどんな病気であるかよく学び、

MEMO

他ならぬ自分がその病気にかかっているということを認めることが大切である。第一章をよく読んでみよう。

②自分一人の力でやめ続けられると考えていないだろうか?

ＡＡや断酒会に出席しない限り断酒継続は難しい。自力に頼っている間は、しばらくはお酒をやめることはできても、長期の断酒はできないと思った方がよい。この分野では、なぜＡＡや断酒会が発達してきたのかを考えてみよう。

③友人の整理はついているだろうか?

飲み友だちが訪ねてきたり、あの人は酒が好きだからといって、親戚や職場の同僚が酒を勧めにくるようでは断酒はできない。絶対に酒は飲まないということを、周囲にもわかってもらうべきである。そのためには飲み友だちとはつきあわないようにし、自分は一滴の酒も飲まないということをまわりの人にはっきり告げることである。

④家族は治療に参加しているだろうか?

アルコール依存症は家族全体がやられていく病気である。家族自身にも多くの問題点があり、それを治していかないと、アルコール依存症者の断酒も難しくなるし、たとえ断酒したとしても家庭の平和を取り戻すことはできないのである。家族自身が病院の家族教室や、自助集団の家族会に出席することが大切である、この点については、本書の第三章および巻末の参考図書を見ていただきたい。

⑤感情の動揺を飲酒で解決しようとしていないだろうか？

腹が立ったらすぐ酒に走るとか、イライラするので一杯飲んですっきりさせようという類のことである。第八章の感情の法則をよく勉強して、不快な感情をアルコールや薬に頼ることなくやり過ごすにはどうしたらよいか考えてみよう。

⑥もう治ったと思っていないだろうか？

これは一年以上断酒した人に多くみられる。長いこと飲んでいないから、コントロールの効かない体質もよくなったの

MEMO

ではないか、と思って少量のつもりで飲みはじめる。しかし、たちまちのうちに以前と同じ問題飲酒の状態になるのである。二〇年以上たって飲酒してあっという間に元に戻った人もいるのである。第一章をもう一度復習しよう。

⑦すべてがわかっていても失敗することもある

頭でわかっていても断酒を実行するのは大変なことである。回復の途中で、ふとした気のゆるみなどで、何回かは飲酒してしまうこともあるだろう。この場合は、失敗をいつまでも悔やまず、再度挑戦すればよい。

一度飲酒してしまうと、無事に酔いがさめるかどうかはまったくわからない。アルコール依存症はそういうきびしい病気である。だからもっともよいことは、一回で気がついて失敗することなく回復の道を歩み続けることである。また飲んでしまったけれども、幸いにアルコールが切れた場合には、そのことを最大限に生かすように努めるべきであろう。

3 断酒会やＡＡはなぜ効果があるのか？

アルコール依存症で治療を受けるようになると、断酒会あるいはＡＡに出席するように勧められるだろう。統計的にみても、断酒会やＡＡにつながることなく酒をやめ続けるのは非常に難しい。なぜそうなのかをアルコール依存症の心理的な側面から探ってみよう。

この病気の大変深刻なところは、ほかの人から理解されないということである。何も好きな酒を勝手に飲んでいるわけではない、酒の問題を何とかよくしようと思って真剣に努力してもどうにもならないのだという、アルコール依存症のもっとも苦しい気持ちは、誰にもわかってもらえず、周囲の人からは不道徳な飲んだくれという烙印を押されてしまっている。まわりからは、いつも非難され説教され白い目でみられ

MEMO

る。このような状況にしらふで耐えていくのは非常にむずかしい。酒を飲んで酔いつぶれすべてを忘れることが一番楽な方法である。アルコール以外に解決を見いだすことができず、自分から酒をとったら何が残るかと考えてしまうのである。しかし、飲むとまた問題を起こすので、周囲からはますます非難されるという悪循環を繰り返すことになる。

このような孤独感は断酒会やＡＡに行くことで、飲まないでも解消される。そこには同じような体験をした人が集まっており、一瞬のうちにお互いが理解できる。そして、自分の話を嘘つきだと非難したり説教したりすることなく、真剣に聞いてくれるのである。

劣等感もそこでは起こることがない。集まってきているのは、自分と似たりよったりのことをやってきた人たちばかりだからだ。断酒会やＡＡにしばらく通ってみると、周囲に気を使うことなく安心して座っていられることに気づくであろう。このようにして、酒を飲むことによって心のうさを晴らす必要がなくなっていくのである。

病気が長くなると「自分は酒をやめられないにちがいない」という絶望感がでてくる。これも断酒会やＡＡに通うことによってよくなっていく。体験談を聞くと、自分と同じか、それよりもっとひどいと思われる酒害者が酒をやめて自立しているのがわかる。そして、「あの人にできたのだから、自分にもできるのではないか」という希望が湧いてくるのである。この希望は前向きの努力をするための大きな原動力になる。

他人の正直な話を聞き、自分のありのままの体験談を語るようになると、自分の姿がはっきりと見えてくる。「一杯のアルコールに手を出すことによって、これほどひどいことが起こっていたのか」ということがよくわかってくる。自分の飲酒のために、まわりの人がずいぶん苦しんできたことも理解できるようになる。このようにして家族や回りの人に対する

MEMO

恨みや怒りが消え、思いやりもできてくるのである。

　また、断酒会やＡＡはアルコールをやめ続けるためにも役立つ。アルコール依存症になってしまうと、飲酒に対してコントロールが効かない体質は一生治ることがない。何年断酒しても、たった一杯の酒によって、自分にも家族にも過去の苦しみが降りかかってくる。断酒会やＡＡで自分の体験を語ることによって、いつもそのことを思い起こすことができる。中には、不幸にして再飲酒して入院したり、命を落としたりする人もいて、そのような現実は、無言のうちに一杯の酒の恐ろしさを強烈に訴えるのである。

　アルコール依存症で苦しんできたものにとって、断酒会・ＡＡは心のオアシスである。本当の仲間を見いだすことで、疲れ果てた心はいやされ、回復の希望を与えられる。これからの断酒生活になくてはならない知恵の宝庫なのである。

松村断酒語録

1・例会には必ず出席しよう。
2・一人で止めることは出来ない。無駄な抵抗は止めよう。
3・断酒に卒業なし。
4・今日一日だけ止めよう。そして、その一日一日を積み重ねよう。
5・前向きの断酒をしよう。
6・例会には夫婦共に出席しよう。
7・例会の二時間は、断酒の話のみ真剣に。
8・自分の断酒の道を見出そう。
9・断酒優先をいつも考えよう。
10・アル中は心身の病気である。
11・例会で宗教や政治の宣伝をしてはいけない。
12・酒害者の最大の敵は自分自身であり酒ではない。
13・自信過剰は失敗のもと。
14・失敗したらすぐ例会へ。

15・アル中は一家の病気である。
16・断酒会は、酒害者の酒害者による酒害者のための会である。
17・酒害者は酒のため墓場へ行くか、断酒会で酒を断つか二つの道しかない。
18・会員は断酒歴に関係なく平等である。
19・自覚なき酒呑みの多い中で入会された勇気に敬意を表する。
20・断酒会員には普通の人より何か優れたところがある。
21・節酒は出来ないが断酒は出来る。
22・飲酒に近づく危険の予防のため自己の酒害を常に認識しよう。
23・酒害者に対する奉仕は自分の断酒の糧である。
24・仲間の体験をよく聞き、自分の断酒を再確認しよう。
25・家族、同僚の協力を得るために、絶対呑んではいけない。
26・断酒会に入会すること。
27・最初の一杯に口をつけないこと。
28・時間励行。
29・仲間に励ましの手紙を書こう。
30・全国組織の拡大につとめよう。

31・厳しさのないところに断酒なし。
32・実践第一。
33・他力による断酒ではなく、自力、自覚の上に立つ断酒であること。
34・失敗しても悲観するな、成功への糧とせよ。
35・消極的だが初心者は酒席に出ないこと。
36・姓名を堂々と名乗り、断酒会員であることを明確にせよ。
37・各人の性格の相違を認め、各人が自らの体験を通じて体得せよ。
38・お互いが欠点や失敗を話し合って、裸のふれ合いが出来るようにつとめること。
39・酒の奴隷になるな。
40・断酒会員であることを誇りに思え。
41・どんなことがあっても会から離れるな。
42・条件をつけて断酒するな。
43・酒害者の最後の一人までも残すな。
44・素直な心で話を聞こう。
45・一年半したら会の運営に参加しよう。
46・私の屍を乗り越えて断酒会を益々発展させて下さい。

47・一県、一断酒会。
48・会員は人に疑われるような場所に行くな。
49・初志貫徹。
50・君と僕とは同じ体質だ。断酒するより他に生きる道はない。
51・語るは最高の治療。
52・例会は体験発表に始まり体験発表に終る。

断酒会・語録に学ぶ（高知県断酒新生会）より

ＡＡの 12 ステップ――翻訳改訂版――

1. 私たちはアルコールに対し無力であり、思い通りに生きていけなくなっていたことを認めた。
2. 自分を超えた大きな力が、私たちを健康な心に戻してくれると信じるようになった。
3. 私たちの意志と生き方を、自分なりに理解した神の配慮にゆだねる決心をした。
4. 恐れずに、徹底して、自分自身の棚卸しを行ない、それを表に作った。
5. 神に対し、自分に対し、そしてもう一人の人に対して、自分の過ちの本質をありのままに認めた。
6. こうした性格上の欠点全部を、神に取り除いてもらう準備がすべて整った。
7. 私たちの短所を取り除いて下さいと、謙虚に神に求めた。
8. 私たちが傷つけたすべての人の表を作り、その人たち全員に進んで埋め合わせをしようとする気持ちになった。
9. その人たちやほかの人を傷つけない限り、機会あるたびに、その人たちに直接埋め合わせをした。
10. 自分自身の棚卸しを続け、間違ったときは直ちにそれを認めた。
11. 祈りと黙想を通して、自分なりに理解した神との意識的な触れ合いを深め、神の意志を知ることと、それを実践する力だけを求めた。
12. これらのステップを経た結果、私たちは霊的に目覚め、このメッセージをアルコホーリクに伝え、そして私たちのすべてのことにこの原理を実行しようと努力した。

（ＡＡワールドサービス社の許可のもとに再録）

4 ご家族の方へ

夫が酒をやめて五年にもなるけれども、ちっとも楽しくないというご夫婦が、最近私のところに相談に来られました。

ご主人の言い分は、「つらい思いをしながらやめてやっているのに、妻らしいことは何もしない。休みの時に家にいても、昼食も作ってくれないことがある」ということです。一方、奥さんは「この十年間あれだけ私をいじめておいて、酒をやめたからといって偉そうな顔をされても困る、ときどきご飯がないくらいは、私の苦労に比べたら物の数ではないはずだ」と言います。「一緒に生活していても息が詰まるようで離婚も考えているが、うまくいくようだったら仲良く生活したいのですが、どうしたらよいでしょうか」というわけです。

お酒をやめて何年も経つけれども家庭生活がしっくりいか

MEMO

ないという例は無数にあります。それはアルコール依存症が、家族をも巻き込んで人間関係を破壊していき、一旦失われた信頼関係は、お酒をやめただけでは回復しないからなのです。

アルコール依存症者と一緒に生活するということは本当に大変なことで、家族は心身共に疲れはててしまい、怒りや恨みが募り、極限の状況に追い込まれていくのです。そして一旦生じた怒りや恨み、不信感といったものは、家族自身が自ら解消していく努力をしない限り、決して消えることがありません。家族としてはまず自分自身が、このような状況から抜け出していくことが大切です。

自己診断テストで、自分の巻き込まれ度をチェックしてみてください。ここにあげた項目は、アルコール依存症についての誤った認識(1)、それに基づく間違った対応行動(2)、混乱した精神状態(3)、日常生活の後退(4)、体の不調(5)などをあげたものです。家族として回復するためには、0点になるのが

MEMO

理想ですが、当面は10点以下になるように努力してみてください。

本を読むなどしてアルコール依存症についての正しい知識を身につけること、病院や保健所などの家族教室に参加すること、アラノンや断酒会の家族会などの自助グループに出席することから始めるとよいでしょう。

そして、ここにあげた項目はなぜ間違っているのか、どのように直したらよいのかを理解するように努めてみてください。

点数が10点以下になった頃には、見違えるように気楽に生活できているご自分に気づかれると思います。

アルコール依存症●家族自己診断テスト

―あなたの巻きこまれ度をチェックする！

次の項目に対して、当てはまると思う場合は2、どちらともいえない場合は1、当てはまらない場合は0を、（　）の中にいれてください。

(1)

1 アルコール依存症者は意志が弱いと思う。（　）
2 アルコール依存症者は酒が好きだから飲むのだと思う。（　）
3 飲み過ぎないようにしてくれたらよいのだがと思う。（　）
4 アルコール依存症者には酒をやめる気など少しもないと思う。（　）
5 酒がやめられないのは、真面目にやらないからだと思う。（　）
6 アルコール依存症者はわがままであると思う。（　）
7 アルコール依存症者はうそつきであると思う。（　）
8 完全に飲まなくなるまで、どんなに長くかかってもよいから入院させておいてもらいたいと思う。（　）

9 自分は被害者であって改めるべきところは何もないと思う。（　）

(2)

10 アルコール依存症者を責めたり非難したりする。（　）

11 飲まない約束を取りつけようと一生懸命になる。（　）

12 酒をやめてもらおうと思って、アルコール依存症者を脅すが、その通り実行しない。（　）

13 兄弟、親戚、宗教家などアルコール依存症についての専門知識のない人に相談をもちかける。（　）

14 アルコール依存症者のやった不始末のしりぬぐいをする。（　）

15 飲酒の理由をなくそうとする。（　）

16 アルコール依存症者に酒を飲ませまいとして、あらゆる努力をする。（　）

(3)

17 いつも世間体の悪い思いをしている。（　）

18 アルコール依存症者のせいで自分の一生はめちゃめちゃになったと思う。（　）

19 アルコール依存症者が死ねばよいと思う。（　）

20 アルコール依存症者を殺してやりたいと思う。（　）

21 将来のことが不安である。（　）

22 アルコール依存症者が飲酒していると精神状態が悪いが、飲まないでいる時は比較的安心しておれる。（　）

23 アルコール依存症者が飲んでいるかどうかがいつも気になる。（　）

24 （妻のみ）できることなら離婚したいと思う。（　）

（親のみ）子供がこんなになったのは、自分の育て方が悪かったためであると思う。（　）

25 （妻のみ）アルコール依存症者から、体に触れられるだけでもいやである。（　）

（親のみ）子供がきちんとするまでは、死んでも死にきれないと思う。（　）

(4)

26 飲まれるのではないかという不安から、アルコール依存症者から目を離すことができず、行きたいところにも行けない。（　）

27 家事や仕事が手につかないことがある。（　）

28 暴力が恐くて、アルコール依存症者の言いなりになったり、言いたいことも言えなかったりする。（　）

29 （妻のみ）アルコール依存症者に対する愚痴や不満を子供に言う。（　）

（親のみ）子供のやることなすことに、いちいち口を出さないと気がすまない。（　）

30 （妻のみ）アルコール依存症者に対して腹が立っているとき、つい子供に当たってしまう。（　）

（親のみ）はじめは反対していても、最後には子供の言い分に負けて言いなりになってしまう。（　）

(5)

31 体の具合が悪くて病院に行ったところ、精神的なことが原因であると言われた。（　）

32 アルコール依存症者の問題がない夜でも、眠れないことが多い。（　）

33 頭がすっきりしない。（　）

34 体がだるく疲れやすい。（　）

35 食欲がない。（　）

合計点（　）

より詳しく知りたい方へ
――参考図書紹介――

●**「アルコホーリクス・アノニマス」**
日本語翻訳改訂版　AA 日本出版局（2002）

●**「１２のステップと１２の伝統」**
翻訳改訂版　AA 日本出版局（1994）

●森岡洋**「誌上アル中教室」**　星和書店（1992）

●森岡洋**「家族に贈る回復の法則２５」**
アスク・ヒューマン・ケア（1994）

●森岡洋**「よくわかるアルコール依存症」**
白揚社（2002）

●中本新一**「仲間とともに治すアルコール依存症」**
明石書店（2011）

●中本新一**「酒のやめ方講座」**　社会評論社（2017）

●森岡洋**「よくわかる森田療法」**　白揚社（2000）

●森田正馬**「新版・神経質の本態と療法」**
白揚社（2004）

●高良武久**「森田療法のすすめ」**　白揚社（2000）

●Humphreys K,Lingford-Hughes A.**「Edwards' Treatment of Drinking Problems 6th ed.」**
Cambridge University（2016）

あとがき

私が初めてアルコール依存症の患者さんに接したのは、医学生の頃である。振戦せん妄を起こして大学病院の精神科を訪れたのである。当時の精神医学の教科書には、それが離脱症状の一つであるとは書かれていなかった。助教授が離脱症状だと教えてくれたが、私はおかしなことをいう先生だとしか思えなかった。

医者になって二年目の夏に、家族と会社の人に連れられてきた患者さんを診察したが、どうしてよいかさっぱり分からず、抗酒剤を処方したのみであった。外来には、自分の診たい患者さんばかり来るわけではない、アルコールのことも勉強しなければと思うきっかけとなった。

昭和五十二年に、国立武蔵療養所（現・国立精神・神経医療研究センター病院）に勤めることになった。たまたま中毒病棟の医師が一人足りなかったので、そこに入った。「先生がいやでなければアルコールをやっていただきたい」と副所長に言われたが、その意味はあとでわかった。アルコール病棟で一年間勉強した後、老年精神医学やてんかんのことも知りたいと思って、病棟異動の願いを出したが、あとの希望者がいないのでもう少しやってくれといつも言われた。希望通り一年で異動できていたら、本書はなかったかもしれない。

病棟では毎週月曜日に医師が病気の講義をすることになっていた。はじめは、黒板を使って口頭で説明していた。やがて資料を渡しておけばいつでも読むことができると思い、ガリ版刷りの資料を作るようになった。昭和五十四年秋である。その後コピー機ができて、ノートに万年筆で書いたものをコピーするようになった。この資料は好評で、家族教室でも使用した。

昭和五十八年十一月に、それらの資料を小冊子にまとめた。それが「アルコール症とその回復」である。

本書は「アルコール症とその回復」をもとに、改稿、増補したものである。昭和六十四年三月に初版が発行された。その後増刷を重ねて十万部を発行、現在に至っている。

初版から二十四年が経ち、今回第一章から第四章に最小限の改訂を加えることになった。遅すぎた感があるがご容赦いただきたいと思う。

初版の出版では、ＡＳＫ（アルコール薬物問題全国市民協会）の今成知美代表に大変お世話になった。今回の改訂は、同協会の武田裕子さんの労に負うところが多い。厚く感謝申し上げたい。

二〇一三年八月　森岡　洋

アルコール依存症を知る!

回復のためのテキスト〔改訂版〕

著者略歴

森岡　洋（もりおか・ひろし）

1946年、高知県に生まれる。1975年に鹿児島大学医学部卒業後、東京慈恵会医科大学精神神経科、国立武蔵療養所、川崎市多摩川病院を経て、岸和田市泉州病院院長。元・森岡クリニック院長。

主な著書

よくわかるアルコール依存症（白揚社）
家族に贈る回復の法則25
（アスク・ヒューマン・ケア）
アルコール症治療の手引き（医学書院）＝訳
誌上アル中教室（星和書店）
よくわかる森田療法（白揚社）

1989年3月20日　初版第1刷発行
2022年1月30日　第2版第4刷発行

著　者／森岡　洋

発　行／特定非営利活動法人ＡＳＫ
〒103-0014
東京都中央区日本橋蛎殻町1-2-7-1F
電話 03(3249)2551(代)
ホームページ www.ask.or.jp
ISBN　978-4-901030-20-5

発　売／アスク・ヒューマン・ケア
www.a-h-c.jp

印　刷／明和印刷株式会社

ＡＳＫ（アルコール薬物問題全国市民協会）とは

一九八三年にアルコール問題の早期発見と予防をめざし設立、二〇〇〇年に特定非営利活動法人となりました。
アスク・ヒューマン・ケアはＡＳＫの事業部として、季刊Be!などの出版・通信講座の運営・研修などを行なっています。